**Sunil Kumar Singh**
**Debabrata Dash**

# Exploração da interface entre as folhas de grafeno e a biologia dos trombos

Sunil Kumar Singh
Debabrata Dash

# Exploração da interface entre as folhas de grafeno e a biologia dos trombos

ScienciaScripts

**Imprint**


Cover image: www.ingimage.com

This book is a translation from the original published under ISBN 978-3-659-89068-0.

Publisher:
Sciencia Scripts
is a trademark of
Dodo Books Indian Ocean Ltd. and OmniScriptum S.R.L publishing group

120 High Road, East Finchley, London, N2 9ED, United Kingdom
Str. Armeneasca 28/1, office 1, Chisinau MD-2012, Republic of Moldova, Europe
Managing Directors: Ieva Konstantinova, Victoria Ursu
info@omniscriptum.com

Printed at: see last page
**ISBN: 978-620-8-57618-9**

# EXPLORAÇÃO DA INTERFACE ENTRE FOLHAS DE GRAFENO E BIOLOGIA DO TROMBO

**Conteúdo**

# Parte I

## Prefácio

Este trabalho representa os resultados do meu estudo de doutoramento realizado no Thrombosis and Nanotechnology Research Laboratory, Department of Biochemistry, Institute of Medical Sciences, Banaras Hindu University, Varanasi, sob a supervisão do Prof. Debabrata Dash, apresentado no ano de 2012. O trabalho incidiu na exploração da interface entre a biologia do trombo e as folhas de grafeno. O efeito das folhas de grafeno na reatividade das plaquetas foi amplamente elucidado.

No primeiro capítulo e nos capítulos seguintes, explorámos a interface entre a nanotecnologia e a biologia do trombo. A aplicação da nanotecnologia nos domínios biomédicos é uma das principais áreas de impulso que estão atualmente a ganhar força, uma vez que todos os sistemas biológicos incorporam os princípios da nanotecnologia. As caraterísticas físico-químicas únicas dos nanomateriais, tais como a sua área de superfície extraordinariamente elevada em relação ao volume, o seu comportamento elétrico e magnético único, a facilidade de biofuncionalização e outras propriedades inovadoras, podem ser exploradas num vasto espetro de aplicações biomédicas que vão desde a administração de medicamentos a biossensores. Nos últimos anos, o grafeno, um novo nanomaterial bidimensional à base de carbono, tem atraído uma grande atenção devido às suas notáveis caraterísticas físicas, químicas e biológicas. As propriedades estruturais distintas do grafeno, em especial o seu elevado rácio de aspeto, a propensão para a modificação funcional, as propriedades electrónicas e ópticas únicas, bem como a sua potencial biocompatibilidade, tornam-no um candidato atraente para aplicações biomédicas como o desenvolvimento de biossensores, imagiologia, administração de medicamentos, inibição bacteriana e terapia fototérmica. O tamanho e o padrão de distribuição dos nanomateriais são considerações importantes para estas aplicações. Para obter resultados substanciais e reprodutíveis, são necessários nanomateriais com uma distribuição de tamanho estreita. O grafeno pode ser caracterizado utilizando várias ferramentas de caraterização como o TEM, AFM, etc. No primeiro capítulo, caracterizámos folhas de óxido de grafeno e a sua interação com células sanguíneas por citometria de fluxo, o que poderá vir a ser uma ferramenta notável na investigação do grafeno e ter aplicações na exploração do potencial biomédico deste novo material em áreas como a imagiologia, a interação grafeno-célula e a administração de medicamentos. Estes resultados foram publicados na revista *Carbon (2011)* e no *Journal of Biomedical nanotechnology (2011)*.

Com o rápido aumento das actividades de investigação e desenvolvimento sobre nanomateriais à base de carbono, os riscos a eles associados são motivo de grande preocupação para a comunidade científica. Qualquer material injetado por via intravenosa é suscetível de encontrar e possivelmente interagir com as células sanguíneas, em especial as plaquetas, que se sabe serem altamente reactivas, e os glóbulos vermelhos, células presentes em abundância no sangue, muito antes de o nanomaterial atingir os tecidos-alvo. A literatura está repleta de exemplos de toxicidade dos nanotubos de carbono. Assim, é imperativo que todos os nanomateriais à base de carbono sejam analisados criticamente quanto ao seu efeito no sistema vivo. Para aplicações biomédicas e farmacêuticas do grafeno, é extremamente importante que a preparação do grafeno seja biocompatível, dispersível em água e não tóxica. No segundo capítulo, analisámos a interação entre o óxido de grafeno (GO) e as plaquetas sanguíneas. Avaliámos o efeito do GO na atividade das plaquetas e na formação de trombos. Verificámos que o GO pode potencialmente ativar as plaquetas. A ativação plaquetária induzida pelo GO pode ser atribuída à libertação de cálcio livre intracelular das reservas citosólicas e à ativação de proteínas tirosina-quinases não-receptoras da família *Src* nas plaquetas. Além disso, quando administrado por via intravenosa no rato, o GO desencadeou um tromboembolismo pulmonar extenso. Este trabalho foi publicado na *ACS Nano (2011)*.

Também há relatórios de outros laboratórios que sublinham a citotoxicidade do GO. Assim, as descobertas fazem soar o alarme sobre as possíveis aplicações biomédicas do GO sob a forma de administração de medicamentos, imagiologia celular, terapia fototérmica do cancro e instrumentos de diagnóstico. Isto levou-nos a procurar derivados químicos alternativos do grafeno com atributos físicos semelhantes, que se dispersem bem em vários solventes e tenham um potencial trombogénico mínimo ou baixo. Os nanotubos de carbono de parede simples modificados com amina demonstraram recentemente ser citoprotectores para as células neuronais. Com base neste facto, referimos no terceiro capítulo que o grafeno modificado com aminas de carga positiva (G-NH2) é mais biocompatível do que o GO. Contrariando a observação anterior com o GO, o G-NH2 não demonstrou uma ação estimuladora das plaquetas nem induziu tromoembolismo pulmonar em ratos. Além disso, o G-NH2 também se revelou mais hemocompatível do que o GO, que induziu uma hemólise significativa. Assim, o G-NH2 pode ser uma alternativa muito mais segura ao derivado oxigenado do grafeno, com potenciais aplicações biomédicas em áreas como a imagiologia, a administração de medicamentos e a terapia fototérmica. Este trabalho foi publicado na *ACS Nano (2012)*.

## 1. Introdução

As plaquetas, fragmentos subcelulares em forma de disco dos megacariócitos que circulam no sangue de todos os mamíferos, são sobretudo conhecidas pelo seu papel na coagulação e hemostase do sangue. Estas pequenas células totalmente diferenciadas não têm núcleo nem ADN, mas contêm enzimas activas e mitocôndrias e possuem a maquinaria completa para o movimento celular e a exocitose (White, 1994; Hartwig, 1998). Enquanto circulam na corrente sanguínea, as plaquetas são frequentemente espremidas por outras células sanguíneas maiores contra a superfície do revestimento endotelial dos vasos, mas mantêm o seu estado de repouso e não interagem com a superfície de contacto (Hartwig, 1998). No entanto, quando são expostas a qualquer lesão vascular ou desafiadas por qualquer agente ativador libertado por células endoteliais danificadas, as plaquetas podem apresentar um comportamento muito diferente e sofrer um repertório de alterações morfológicas e bioquímicas destinadas a evitar a hemorragia. A ativação plaquetária é um processo controlado com precisão e mais de uma dúzia de vias de transdução de sinal estão envolvidas neste sistema fascinante (Siess, 1989; Colman *et al.*, 1994). O processo começa com a adesão das plaquetas à superfície vascular lesada através da exposição das camadas subendoteliais, que são ricas em proteínas de adesão como o colagénio, o fator de von Willebrand e a fibronectina (Siess, 1989). As plaquetas mudam então de forma discoide para esférica e desenvolvem projecções membranares conhecidas como pseudópodes (Siess, 1989). Nesta fase, pode ocorrer uma agregação primária reversível, seguida da reação de libertação e da onda secundária de agregação irreversível (Siess, 1989). O estado de repouso ou de ativação das plaquetas é muito importante para a sobrevivência; por isso, estas são sempre mantidas em equilíbrio por factores de ativação e inativação. A ativação das plaquetas num momento ou local inadequado pode levar à trombose, com o consequente desenvolvimento de um acidente vascular cerebral ou enfarte do miocárdio com risco de vida (Colman *et al.*, 1994). Por outro lado, uma falha na ativação plaquetária durante uma lesão vascular pode levar a hemorragia que, se não for controlada, pode causar graves problemas de saúde. Por conseguinte, uma compreensão completa das propriedades das plaquetas e do seu comportamento é essencial para a compreensão destas condições patológicas fatais e dos seus tratamentos.

Os ligandos para a integrina $aII_b\beta3$ específica das plaquetas são as proteínas adesivas multivalentes, como o fibrinogénio e o fator de von Willebrand (Calvete, 1994). Nas plaquetas em repouso, a $aII_b\beta3$ encontra-se normalmente num estado de baixa ativação, incapaz de interagir com o fibrinogénio solúvel. A estimulação das plaquetas com vários agonistas induz uma alteração conformacional na

$aII_b\beta 3$, tornando-a assim tornando-a capaz de se ligar ao fibrinogénio

fibrinogénio solúvel, resultando fibrinogénio solúvel, resultando no início de

agregação plaquetária. A ligação do fibrinogénio à sua

A ligação da integrina ao recetor de membrana não é simplesmente um evento passivo. De facto, uma via de sinalização complexa desencadeada pela ligação e agregação da integrina irá regular a extensão da agregação irreversível das plaquetas e

retração do coágulo (Porter e Hogg, 1998). Entre as enzimas de sinalização activadas a jusante do envolvimento da $\alpha_{IIb}\beta3$, a fosfoinositídeo-3-quinase desempenha um papel importante no controlo da fase irreversível da agregação (Payrastre *et al*, 2000). As doenças cardiovasculares, como As doenças atero-trombóticas e inflamatórias dos sistemas arterial, venoso e microcirculatório envolvem a ativação das células endoteliais, a inflamação, a alteração do fluxo sanguíneo e a diminuição do mecanismo natural de resistência aos trombos (Becker *et al.*, 2005).

As plaquetas circulam passivamente à medida que atravessam a árvore vascular que é revestida por uma monocamada intacta de células endoteliais. Em resposta à lesão da parede do vaso ou à exposição de uma superfície estranha, as plaquetas passam rapidamente pelo processo de adesão, mudança de forma, secreção e agregação através de uma série de passos, pelos quais se forma um tampão hemostático. A formação adequada de um tampão hemostático de plaquetas nos locais de lesão vascular requer uma série de eventos coordenados espacial e temporalmente que permite que as plaquetas circulantes se fixem no colagénio exposto, sejam activadas, recrutem plaquetas adicionais e formem agregados multicelulares que são estabilizados pela fibrina. A formação do tampão hemostático é um processo de três etapas, referido a seguir: (i) Iniciação (ii) Extensão ou amplificação (iii) Perpetuação. A fase de iniciação da formação do tampão hemostático refere-se aos eventos que capturam as plaquetas em movimento pelo colagénio e à sua subsequente ativação para formar uma monocamada de plaquetas. A fase de amplificação ou extensão envolve um grande número de plaquetas na circulação. Estas plaquetas aderem prontamente aos locais de inflamação ou lesão vascular. As plaquetas que aderem ao local da lesão tornam-se parcialmente activadas, mas a produção de trombina através das vias de coagulação estimula a adesão de plaquetas adicionais e provoca a ativação completa das plaquetas. Esta fase de amplificação prepara o terreno para a propagação do trombo na superfície das plaquetas agregadas. A fase de propagação refere-se à estabilização do tampão plaquetário até que a cicatrização da ferida possa ocorrer, algumas das quais envolvem moléculas na superfície das plaquetas que são capazes de gerar sinais intracelulares apenas depois de as plaquetas terem entrado em contacto sustentado umas com as outras (Prevost *et al.*, 2003).

As plaquetas são particularmente bem estudadas devido a várias razões: (i) A principal integrina plaquetária $\alpha_{IIb}\beta_3$ é expressa em níveis relativamente elevados nas plaquetas, (ii) Os seus principais ligandos adesivos, o fibrinogénio e o fator von Willebrand, são abundantes no sangue periférico, e (iii) As interações $\alpha_{IIb}\beta_3$ têm sido intensamente investigadas devido ao seu papel nos eventos adesivos que são críticos *in vivo* para a formação do tampão hemostático (Shattil *et al.*, 1998). Os eventos fisiológicos que ocorrem após a ativação das plaquetas por agonistas fortes *in vitro* são alterações na forma das plaquetas, extensão dos filopódios, geração e secreção de agonistas secundários e ligação de um $_{IIb}\beta_3$ aos seus ligandos adesivos. Estes eventos são importantes para o recrutamento de plaquetas para o local da lesão do vaso sanguíneo e para ativar as vias de sinalização intracelular envolvidas na formação do coágulo *in vivo* (Hynes, 1992; Clark *et al.*, 1994).

No curto espaço de uma década, as nanotecnologias evoluíram para um domínio verdadeiramente interdisciplinar em rápida expansão, com a promessa de novos desenvolvimentos em todas as disciplinas científicas tradicionais. A nanotecnologia (a palavra grega *nano* significa "anão") é a criação e utilização de materiais, dispositivos e sistemas através do controlo da matéria à escala nanométrica, ou seja, ao nível dos átomos, moléculas e estruturas supramoleculares. É o termo popular para a construção e utilização de estruturas funcionais com, pelo menos, uma dimensão caraterística medida à escala nanométrica - um nanómetro (nm) é a bilionésima parte de um metro ($10^{-9}$ m). Os nanomateriais e as suas propriedades são fundamentais para compreender e desenvolver inovações nos sistemas biológicos e na medicina.

No entanto, só nos últimos 5 anos é que um novo ramo da ciência, *a "nanomedicina"*, surgiu como um domínio distinto e cresceu exponencialmente. A nanomedicina oferece exemplos de como as ferramentas nanotecnológicas estão a ser utilizadas na investigação biomédica. O objetivo global da nanomedicina é o mesmo que sempre foi na medicina: diagnosticar com a maior precisão e precocidade possível, tratar o mais eficazmente possível sem efeitos secundários e avaliar a eficácia do tratamento de forma não invasiva. As propriedades ópticas, magnéticas e electrónicas únicas dos nanomateriais constituem plataformas promissoras para uma grande variedade de aplicações biomédicas (Kamat, 2002; Katz e Willner, 2004; Tang *et al.* 2006; Sun *et al.,* 2008), incluindo a biossensorização, a imagiologia e a administração de medicamentos (ver Figura 2). Dado que todas as propriedades dos nanomateriais dependem do tamanho e da forma, os métodos para a sua preparação são uma das principais áreas de interesse dos investigadores. Tradicionalmente, as abordagens sintéticas dos nanomateriais dividem-se em duas categorias: "top-down" e "bottom-up". Um procedimento típico -top-down", também designado por método físico, envolve a trituração mecânica de material a granel e a subsequente estabilização dos materiais nanométricos resultantes através da adição de agentes protectores coloidais (Gaffet *et al.*, 1996; Amulyavichus *et al.*,1998). O método "bottom-up" tenta construir nanomateriais e dispositivos uma molécula/átomo de cada vez, da mesma forma que os organismos vivos sintetizam macromoléculas.

À escala nanométrica, as forças de auto-ordenação e as propriedades dos materiais parecem ser diferentes das da escala macroscópica. A nanotecnologia é uma tecnologia emergente com um vasto potencial que nos permite criar materiais, dispositivos e sistemas funcionais para aplicações em vários domínios, através do controlo de matérias às escalas atómica e molecular e da exploração de novas propriedades e fenómenos. A nanotecnologia refere-se à investigação e ao desenvolvimento tecnológico às escalas atómica, molecular e macromolecular, o que leva à manipulação controlada e ao estudo de estruturas e dispositivos com escalas de comprimento entre 1 e 100 nanómetros que possuem novas propriedades físicas e químicas funcionais. À medida que o tamanho das partículas diminui, a relação entre a área de superfície e o volume aumenta rapidamente, de modo que as propriedades da superfície se tornam o fator dominante. Esta grande área de superfície fornece várias propriedades únicas que têm aplicações generalizadas em vários domínios diferentes, incluindo os materiais compósitos, a eletrónica e a área química. A nanotecnologia consiste em manipular estes materiais para tirar partido destas propriedades únicas.

Muitas classes de nanomateriais como as Nps metálicas (prata e ouro), os nanomateriais à base de carbono (CNT, Nps de diamante, derivados de grafeno) e os pontos quânticos têm sido amplamente estudados e aplicados no domínio biomédico (Figura 1.1). Com base nas suas propriedades ópticas, físicas e eléctricas únicas, as Nps metálicas têm encontrado aplicações significativas num vasto espetro de utilidades biomédicas, tais como imagiologia, deteção, administração de fármacos e direcionamento de genes (Murphy *et al.*, 2008; Daniel e Astruc, 2004; Fritzsche e Taton, 2003; Ghosh *et al.,* 2008). Relatórios do nosso laboratório e de outros sugerem que algumas destas Nps podem também ter um potencial terapêutico significativo (Shrivastava *et al.*, 2009; Shrivastava *et al.*, 2007; Elechiguerra *et al.*, 2005; Li *et al.*, 2005; Lowery *et al.*, 2006; Stevens *et al.*, 2009).

Devido às propriedades físico-químicas únicas dos nanotubos de carbono (CNT), os investigadores têm vindo a explorar o seu potencial em aplicações biológicas e biomédicas (Chakravarty *et al.*, 2008; Kam *et al,* 2005; Liu *et al,* 2008; Zavaleta *et al.,* 2008). Os CNT podem ser facilmente

As NPs de diamante foram investigadas como biomarcador de partícula única para imagiologia por fluorescência (Fu *et al.*, 2007). A superfície das NPs de diamante pode ser funcionalizada para ligar proteínas e ácidos nucleicos, permitindo que as NPs sejam utilizadas como transportadoras de agentes farmacêuticos ou oligonucleótidos (Kong *et al.*, 2005; Huang *et al.*, 2007). As propriedades estruturais distintas do grafeno, um carbono bidimensional nanomateriais,em particular o seu elevado rácio de aspeto, propensão para modificação funcional, a sua propriedades electrónicas e ópticas, bem como a sua potencial biocompatibilidade, tornam-nos candidatos extremamente atractivos para aplicações biomédicas como o desenvolvimento de biossensores, imagiologia, administração de medicamentos, inibição bacteriana e terapia fototérmica (Liu *et al.*, 2010; Peng *et al.*, 2010; Liu *et al.*, 2008; Hu *et al.*, 2010; Yang *et al.*, 2010).

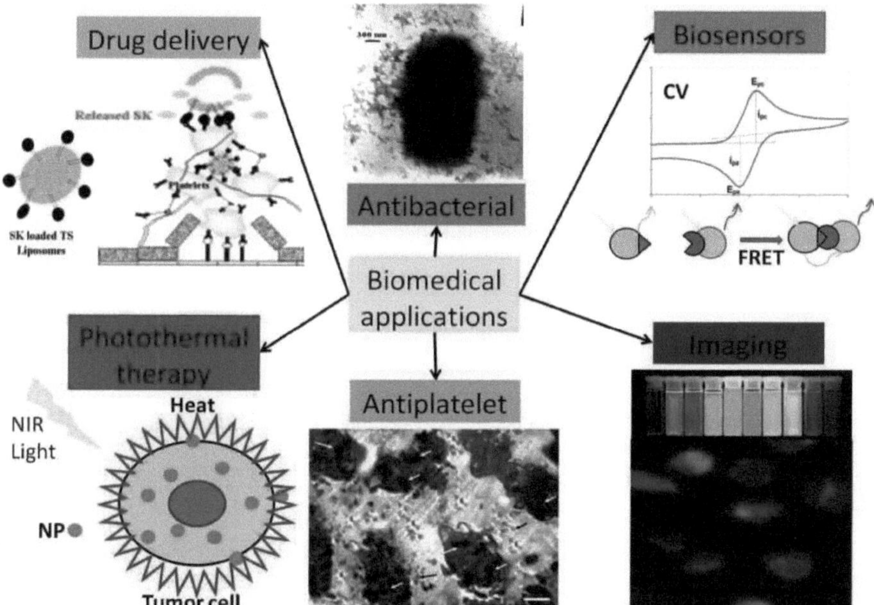


**Figura 1.1** Aplicações biomédicas dos nanomateriais

No entanto, existe uma grande falta de informação sobre os seus efeitos na saúde humana e no ambiente. A exposição ambiental a nanomateriais é inevitável à medida que os nanomateriais se tornam parte da nossa vida quotidiana e, consequentemente, a investigação sobre nanotoxicidade está a ganhar atenção. Os nanomateriais podem representar riscos únicos para a saúde, para além dos que representam as partículas maiores do mesmo material, devido à sua composição, reatividade, dimensões reduzidas e áreas de superfície aumentadas (AshaRani *et al.*, 2009; Stensberg *et al.*, 2011; Chithrani *et al.*, 2006; Magrez *et al.*, 2006). Mais recentemente, surgiu uma série de relatórios preocupantes sobre a toxicidade das NPs (Pan *et al.*, 2007; Yuan *et al.*, 2010; Mangum *et al.*, 2006; Shvedova *et al.*, 2008; Warheit *et al.*, 2004; Jia *et al.*, 2005; Muller *et al.*, 2005; Radomski *et al.*, 2005). São vários os factores que influenciam a toxicidade das NPs no corpo humano: as propriedades dos próprios nanomateriais, os contaminantes e revestimentos das NP e os factores do hospedeiro (ver quadro 1.1). Por conseguinte, as preocupações com a utilização de nanomateriais são atualmente a principal área de investigação.

| PROPRIEDADES DAS NANOPARTÍCULAS |
| --- |
| **Tamanho**<br>Geralmente, quanto menor for o tamanho, maior será a toxicidade |
| **Forma**<br>Ex: Os fulerenos são mais tóxicos do que os CNT |
| **Superfície**<br>Os defeitos e o estado redox das NPs influenciam negativamente a toxicidade |
| **Aglomeração**<br>As NPs com tendência para se aglomerarem em condições fisiológicas são mais tóxicas |
| **CONTAMINANTES E REVESTIMENTOS** |
| **Contaminantes**<br>Ex: As impurezas metálicas incorporadas durante a síntese de CNT aumentam a toxicidade |
| **Ligandos de cobertura**<br>Geralmente, os ligandos mais hidrofílicos aumentam a toxicidade das NPs |
| **PEGilação**<br>Reduz a toxicidade |
| **Revestimento de péptidos**<br>Reduz a toxicidade |
| **FACTORES DE ACOLHIMENTO** |
| **Via de exposição**<br>A inalação induz maior toxicidade do que a ingestão e o contacto com a pele<br>**Sequestro**<br>A acumulação de NPs nos tecidos aumenta a toxicidade<br>**Captação intracelular**<br>A absorção intracelular de NPs tende a induzir citotoxicidade<br>**Taxa de eliminação**<br>Uma taxa de eliminação mais lenta conduz a um aumento da toxicidade |

**Quadro 1.1** Factores que influenciam a toxicidade dos nanomateriais

## Âmbito e objectivos

### Âmbito de aplicação

As plaquetas são altamente sensíveis a estímulos externos. Uma vez activadas, as plaquetas sofrem uma série de alterações bioquímicas e morfológicas, que resultam em hemostase e na prevenção da perda de sangue no local da lesão. A ativação das plaquetas é um evento precisamente regulado, crítico para o fluxo sanguíneo fisiológico. Embora desempenhe um papel importante no controlo da hemorragia, qualquer hiperatividade conduz a distúrbios trombóticos fatais. De facto, os doentes com doenças cardiovasculares e cerebrovasculares têm, alegadamente, mais plaquetas reactivas do que os seus homólogos normais, pelo que estas doenças trombóticas surgiram como uma séria ameaça para a sociedade. Apesar dos grandes avanços da medicina nos últimos 20 anos, as doenças não transmissíveis, como as doenças das artérias coronárias, os acidentes vasculares cerebrais e a diabetes mellitus, estão a aumentar de forma ameaçadora a nível mundial e ameaçam ser a principal causa de morte na Índia até 2020 (comunicado da OMS). Assim, os mecanismos moleculares de diferentes vias de sinalização nas plaquetas constituem uma área de investigação muito importante.

No curto espaço de uma década, a nanotecnologia evoluiu para um domínio verdadeiramente interdisciplinar em rápida expansão e tem um enorme impacto na biologia, biotecnologia e medicina. Nos últimos anos, uma avalanche de estudos sobre nanomateriais de carbono e seus derivados projectou o seu enorme potencial em aplicações biomédicas. Entre os vários nanomateriais, as propriedades estruturais distintas do grafeno, em particular o seu elevado rácio de aspeto, a propensão para a modificação funcional, as propriedades electrónicas e ópticas únicas, bem como a potencial biocompatibilidade, tornam-no um candidato atraente para aplicações biomédicas como o desenvolvimento de biossensores, imagiologia, administração de medicamentos, inibição bacteriana e terapia fototérmica. O tamanho e o padrão de distribuição do grafeno são considerações importantes para estas aplicações. Para obter resultados substanciais e reprodutíveis, são necessários grafenos com uma distribuição de tamanho estreita. A utilização crescente de derivados de grafeno suscitou a necessidade de estabelecer um paradigma para prever com exatidão a sua citotoxicidade em sistemas biológicos. Qualquer material injetado por via intravenosa é suscetível de encontrar e possivelmente interagir com as células sanguíneas, em especial as plaquetas, que se sabe serem altamente sensíveis a estímulos externos, e os glóbulos vermelhos, células presentes em abundância no sangue, muito antes de o nanomaterial atingir os tecidos-alvo. Dado que a utilização de nanopartículas está também a aumentar de dia para dia, torna-se pertinente estudar o seu efeito nas plaquetas e na trombogénese, que tem permanecido uma "caixa negra" até hoje.

Por conseguinte, a previsão do potencial destas folhas de grafeno em aplicações biomédicas requer a compreensão das suas interações com as células sanguíneas.

**Objectivos**

Este estudo aborda os seguintes objectivos principais:

*I.* *Caracterizar as folhas de óxido de grafeno e a sua interação com as células sanguíneas por fluxo citometria*

*II.* *Para explorar e elucidar a biocompatibilidade do grafeno e dos seus derivados em reatividade plaquetária e trombose em modelos humanos e de ratinhos.*

**Revisão da literatura**

As plaquetas são as mais pequenas dos muitos tipos de células no sangue circulante, com uma média de apenas 2,0 a 5,0 µm de diâmetro, 0,5 µm de espessura e um volume celular médio de 6 a 10 femtolitros (Tocantins, 1938). O tamanho inconsequente não incomoda a plaqueta. Ela prefere permanecer obscura durante todo o seu tempo de vida de 7 a 10 dias. As plaquetas são fragmentos subcelulares libertados pelos megacariócitos que circulam no sangue como pequenos discos. Embora as plaquetas variem um pouco em tamanho e no conteúdo de seus grânulos, há uma consistência notável no citoesqueleto interno que suporta e fornece à célula sua forma discoide. A superfície de cada disco é descaracterizada, sem saliências, exceto as dobras da membrana, que são as entradas para um extenso sistema de condutas de membranas internas denominado sistema canalicular aberto (SCA). No interior do citoplasma encontram-se grânulos plaquetários específicos e organelos celulares normais, tais como mitocôndrias, lisossomas e pacotes residuais de membrana do retículo endoplasmático, classicamente designados por sistema de membrana densa. Os grânulos são de dois tipos: α e densos. Os grânulos α são os maiores dos dois (0,2-0,4 µm de diâmetro), armazenam proteínas adesivas da matriz e têm receptores de glicoproteínas incorporados nas suas membranas limitantes que promovem a adesão entre as plaquetas e a matriz. Em particular, a P-selectina, não expressa na superfície da plaqueta em repouso, é armazenada nas membranas dos grânulos α, bem como uma parte dos principais receptores de adesão plaquetária, GPIb-IX-V (um recetor para VWF) e a integrina αIIbβ3 (o recetor para fibrinogénio). Os componentes adesivos dentro dos grânulos incluem as proteínas adesivas da matriz, fibrinogénio, fibronectina, trombospondina, vitronectina e VWF. O segundo e mais pequeno tipo de grânulo plaquetário é o grânulo denso. Cada plaqueta contém um pequeno número destes grânulos, que têm aproximadamente 0,15 µm de diâmetro. Os grânulos densos têm núcleos opacos de electrões e transportam os agentes activadores solúveis ADP e serotonina, bem como catiões divalentes. Uma pequena quantidade da P-selectina plaquetária total é armazenada na membrana dos grânulos densos.

A principal função fisiológica das plaquetas em circulação é detetar danos nas paredes dos vasos sanguíneos. Este feito é conseguido pela expressão de receptores de superfície que reconhecem componentes expostos do tecido conjuntivo, normalmente cobertos por células endoteliais, e/ou pela libertação de factores solúveis pelas células endoteliais e outras células do tecido conjuntivo que atraem as plaquetas. Quando é detectada uma lesão, as plaquetas respondem rapidamente. Fixam-se, mudam de forma e espalham-se pela área danificada. A ativação também inicia determinadas respostas plaquetárias, incluindo (a) secreção, que desloca receptores adesivos para a superfície das plaquetas e liberta compostos agonistas para atrair e ativar plaquetas e leucócitos adicionais do sangue; (b) ativação da via bioquímica sintética que produz e liberta tromboxano, outro potente agonista plaquetário; e (c) ativação das integrinas da superfície plaquetária (Ginsberg *et al*, 1992), particularmente a principal integrina plaquetária, αIIbβ3 (Shattil *et al*., 1985, 1998), o recetor para fibrinogénio e VWF. O recetor αIIbβ3 é o mais abundante de todos os receptores de superfície das plaquetas, mas é mantido num estado inativo na célula circulante. No entanto, após a ativação, são gerados sinais no interior das plaquetas que alteram a conformação do αIIbβ3, permitindo a ligação do ligando (Figura 1.2).

A reorganização do citoesqueleto das plaquetas activadas pode ser dividida em duas categorias: as que ocorrem independentemente da agregação plaquetária e as que ocorrem em plaquetas que se deixam agregar (Fox, 1993). Pouco tempo após a ativação das plaquetas, as proteínas de ligação à actina, incluindo a α-actinina, tropomiosina, ABP-280 e talina, sofrem uma relocalização para áreas como a periferia da célula e o desenvolvimento de filopódios (Hartwig, 1998). Ao mesmo tempo, várias outras proteínas do citoesqueleto, como a talina, a miosina, a cortactina e outras proteínas não identificadas, são fosforiladas nas plaquetas activadas (Fox, 1993). A miosina é outra proteína citoesquelética muito importante das plaquetas que se associa aos filamentos de actina citoplasmáticos e está envolvida na organização dos filamentos durante a ativação das plaquetas (Stark e Nachmias., 1991). Está bem estabelecido que a fosforilação da miosina induz a sua ligação aos filamentos de actina de modo a formar o gel contrátil central nas plaquetas activadas (Stark e Nachmias, 1991).

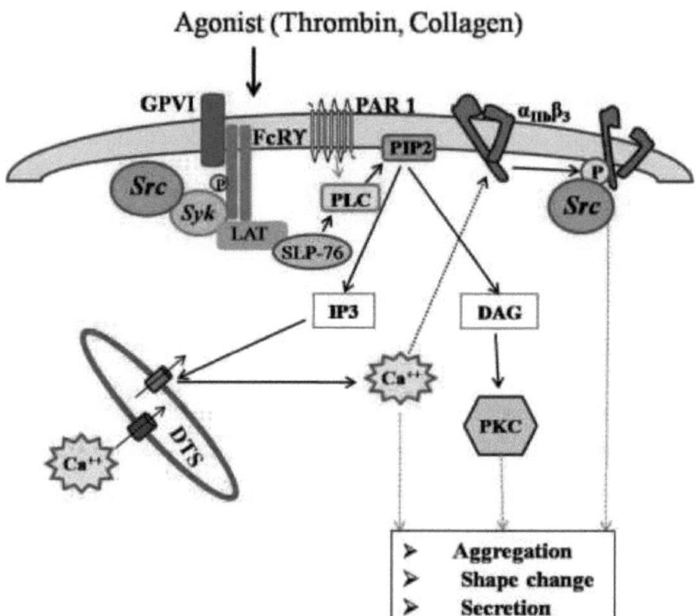


**Figura 1.2** Eventos de sinalização durante a ativação plaquetária

Desde a última década, um novo domínio emergente que combina a nanotecnologia e a biotecnologia, conhecido como nanobiotecnologia, está a receber cada vez mais atenção. A nanobiotecnologia é um campo de investigação multidisciplinar que abrange todos os aspectos da área de investigação emergente e em rápido crescimento na intersecção da nanotecnologia, da biologia molecular e das ciências biomédicas. A aplicação da nanotecnologia ao tratamento, diagnóstico e monitorização de doenças e ao controlo de sistemas biológicos tem sido designada por "nanomedicina". A nanomedicina oferece exemplos de como as ferramentas nanotecnológicas estão a ser utilizadas na investigação biomédica. As propriedades ópticas, magnéticas e electrónicas únicas dos nanomateriais constituem plataformas promissoras para uma grande variedade de aplicações biomédicas, incluindo a biossensorização, a imagiologia, a orientação genética e a administração de medicamentos (Murphy *et al.*, 2008; Daniel e Astruc, 2004; Fritzsche e Taton, 2003; Ghosh *et al.*, 2008). Uma vez que todas as propriedades dos nanomateriais dependem do tamanho e da forma, os métodos para a sua caraterização são uma das principais áreas de interesse dos investigadores. O tamanho e o padrão de distribuição das partículas são considerações importantes para várias aplicações. Para obter resultados substanciais e reprodutíveis, são necessárias nanopartículas com uma distribuição de tamanho estreita. As aplicações biomédicas dos nanomateriais exigem normalmente uma monitorização rápida do tamanho dos nanomateriais e uma manipulação eficaz das interações físicas ou químicas entre as nanoestruturas e as células biológicas, bem como caracterizações eficientes e quantitativas da interação com células vivas. Dependendo da natureza dos materiais e das suas propriedades únicas, os nanomateriais podem ser classificados em termos gerais como Nps metálicos, que incluem principalmente nanopartículas de prata e ouro, e nanomateriais à base de carbono, que incluem fulerenos, nanotubos, nanodiamantes (ND) e grafeno.

Entre os diferentes nanomateriais utilizados na investigação biomédica, as Nps metálicas (como as Nps de prata e de ouro) revelaram-se as mais convenientes e adequadas. Os principais parâmetros das Nps são a sua forma, tamanho e a subestrutura morfológica do substrato. As Nps exibem uma absorção intensa quando são excitadas por um campo eletromagnético. Essa intensa absorção é atribuída à oscilação colectiva de electrões na superfície da partícula, designada por ressonância de Plasmon. A frequência de ressonância é altamente dependente do tamanho da partícula.

Com base nas suas propriedades ópticas, eléctricas e magnéticas únicas e nas suas reactivações de superfície, as Nps metálicas têm encontrado aplicações significativas num vasto espetro de utilidades biomédicas, como a imagiologia, a deteção, a administração de medicamentos e o direcionamento de genes. Dado que todas as propriedades das Nps metálicas dependem do tamanho e da forma, os métodos para a sua preparação são uma das principais áreas de interesse dos investigadores. As partículas de nanoprata são geralmente mais pequenas do que 100 nm e contêm 20-15 000 átomos de prata. As NPs de prata têm estado a receber uma atenção considerável devido às suas propriedades físico-químicas únicas.

NPs de prata com estabilização melhorada com propriedades antibacterianas utilizando glucose como agente redutor (Shrivastava *et al.*, 2007). Relatórios do nosso laboratório e de outros sugerem que algumas destas NPs podem também ter um potencial terapêutico significativo como agente antimicrobiano, antiplaquetário, de entrega de fármacos e em aplicações terapêuticas fototérmicas (Shrivastava *et al.*, 2009; Shrivastava *et al.*, 2007; Elechiguerra *et al.*, 2005; Liet *al.*, 2005; Lowery *et al.*, 2006; Stevens *et al.*, 2009). Estas NPs não conferem qualquer efeito lítico sobre as plaquetas e têm potencial para serem promovidas como agentes antiplaquetários/antitrombóticos após uma avaliação cuidadosa dos efeitos tóxicos. Assim, a utilização de nanosilver está a tornar-se cada vez mais generalizada na medicina e em aplicações relacionadas.

As nanoestruturas de carbono estão no centro das atenções da ciência há pelo menos 25 anos, desde a descoberta de uma nova forma de carbono denominada fulereno em 1985 por Kroto e colaboradores (Iijima, 1991), que atraiu o Prémio Nobel da Química em 1996. Desde então, foi descoberta uma grande família de novos materiais de carbono. A forma mais conhecida de fulereno é o buckyball (C60), que é constituído por 20 hexágonos e 12 pentágonos de átomos de carbono. Quase seis anos mais tarde, os nanotubos de carbono (CNT), que são considerados uma nova forma de fulerenos, foram descobertos por Sumio Iijima (Iijima e Ichihashi, 1993). Assim, apenas se conheciam alótropos tridimensionais (diamante, grafite), unidimensionais (nanotubos) e de dimensão zero (fulerenos) de carbono. Embora a comunidade de nanocarbonetos tenha crescido rapidamente com a entrada, primeiro, de investigadores baseados em fulerenos e, mais tarde, de investigadores baseados em CNT, o grafeno *propriamente dito* não atraiu muitos seguidores até à publicação, em 2004, de Geim e Novoselov (Novoselov *et al.*, 2004), em que estes autores desenvolveram uma técnica simples que podia ser facilmente reproduzida por outros na preparação de flocos de grafeno de alta qualidade, de monocamada e de poucas camadas. Descreveram também algumas experiências altamente inovadoras que atraíram grande atenção não só dos físicos, mas também proporcionam desafios e oportunidades interessantes para químicos, biólogos, engenheiros e cientistas de materiais.

Grafeno é o nome dado a uma monocamada plana de átomos de carbono compactados numa estrutura em favo de mel bidimensional (2D). O grafeno é o elemento de base de outros alótropos importantes; pode ser empilhado para formar grafite 3D, enrolado para formar nanotubos 1D e enrolado para formar fulerenos 0D. Sendo um semicondutor sem lacunas e com um espetro de energia linear, o grafeno de camada única cria partículas relativistas bidimensionais e sem massa que são de importância crucial para a compreensão de propriedades electrónicas invulgares. Com base nas suas propriedades físico-químicas únicas, o grafeno tem encontrado aplicações significativas num vasto espetro de utilidades biomédicas como a imagiologia, a deteção e a terapêutica. As suas caraterísticas notáveis, como a elevada condutividade, a mobilidade dos electrões, a estabilidade e as propriedades ópticas, são função da espessura das folhas, que é equivalente ao número de camadas constituintes de átomos de carbono em folhas individuais de grafeno (Lu *et al.*, 1999). Por conseguinte, o método da sua síntese e caraterização é uma das principais áreas de investigação. O grafeno pode ser caracterizado através da utilização de várias ferramentas de caraterização, incluindo TEM e AFM.

**Aplicações biomédicas do grafeno**

Entre as várias nanoestruturas desenvolvidas, o grafeno tem recebido muita atenção devido às suas notáveis propriedades físicas, químicas e biológicas. As propriedades estruturais distintas do grafeno, em particular o seu elevado rácio de aspeto, a propensão para a modificação funcional, as propriedades electrónicas e ópticas únicas, bem como a sua potencial biocompatibilidade, tornam-no um candidato extremamente atraente para aplicações biomédicas, como o desenvolvimento de biossensores, a imagiologia e a administração de medicamentos (Wang *et al*, 2009; Liu *et al.*, 2010; Peng *et al.*, 2010; Sun *et al.*, 2008; Liu *et al.*, 2008; Hu *et al.*, 2010; Akhavan e Ghaderi, 2010; Yang *et al.*, 2010; Robinson *et al.*, 2011) (ver Figura 1.3).

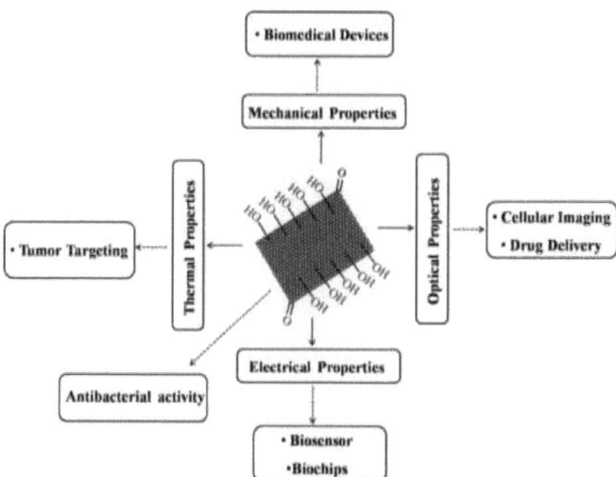


**Figura 1.3** Diagrama esquemático das aplicações biomédicas do grafeno.

**Biosensores**

Tendo em conta as suas propriedades electrónicas distintas descritas nas secções anteriores, o grafeno é extremamente adequado para aplicação em biossensores. Vários estudos estabeleceram a utilidade dos biossensores à base de grafeno utilizando diferentes sondas redox, incluindo $H_2O_2$, NADH e ácido ascórbico (Shao *et al.*, 2010; Alwarappan *et al.*, 2009; Wang *et al.*, 2009; Shan *et al.*, 2009; Zhou *et al.*, 2009, Tang *et al.*, 2009; Liu *et al.*, 2009). Os biossensores à base de grafeno têm sido utilizados para detetar várias biomoléculas importantes, incluindo glucose, ADN, dopamina e álcool (Shao *et al.*, 2010; Alwarappan *et al.*, 2009; Wang *et al.*, 2009; Shan *et al*,

2009) Além disso, a química modificável do grafeno, a sua espessura atómica e a sua estrutura molecularmente adaptável tornam-no um excelente candidato para a deteção e o diagnóstico de mamíferos e micróbios (Mohanty e Berry, 2008). Para além da deteção eletroquímica, os biossensores baseados no princípio da transferência de energia por ressonância de fluorescência (FRET) também utilizaram o GO para detetar trombina, hibridação ADN-ADN e marcadores tumorais (Liu *et al.*, 2010).

**Imagiologia**

Um estudo recente de Peng *et al.*, 2010, demonstrou que o óxido de grafeno GO funcionalizado com PEGilado com fluoresceína apresenta excelentes propriedades fluorescentes e que pode ser eficientemente absorvido pelas células e servir de nanossonda fluorescente para imagiologia celular. Um estudo anterior de Sun *et al.*, 2008, já tinha constatado que as folhas de GO são fotoluminescentes nas regiões do visível e do infravermelho, e que esta fotoluminescência intrínseca pode ser utilizada para a imagiologia de células vivas na gama do infravermelho próximo com pouco fundo.

**Terapêutica**

Devido ao seu pequeno tamanho, grande área de superfície específica e interações não covalentes úteis com moléculas de fármacos, o GO é uma ferramenta promissora na administração de fármacos. O GO conjugado com anticorpos PEGylated GO demonstrou ser eficaz na administração de fármacos anti-cancro a células tumorais (Sun *et al.*, 2008). Mais importante ainda, um estudo recente demonstrou que fármacos anticancerígenos potentes e insolúveis em água podem ser utilizados terapeuticamente através da complexação com GO PEGilado. O complexo resultante apresentou uma excelente solubilidade em água, mantendo a sua elevada potência de morte das células cancerígenas, semelhante à das moléculas de fármacos livres em solventes orgânicos (Liu *et al.*, 2008). Para além da administração de fármacos, o grafeno também demonstrou ter potencial para aplicação na terapia de ablação térmica de tumores, em que os GO direcionados para as células tumorais foram aquecidos por laser de infravermelhos próximos, levando à destruição das células tumorais (Yang *et al.*, 2010). Além disso, relatórios recentes têm implicado nanowalls e nanofolhas de GO com propriedades antibacterianas (Akhavan e Ghaderi, 2010; Hu *et al.*, 2010). No primeiro relatório, as nano-paredes de GO depositadas em substratos de aço inoxidável demonstraram ter uma atividade antibacteriana significativa contra bactérias Gram positivas e Gram negativas, que se verificou ser mediada por danos na membrana celular. Verificaram também que o GO reduzido tinha uma maior atividade antibacteriana e atribuíram-na a uma melhor transferência de carga para a célula bacteriana (Akhavan e Ghaderi, 2010). O segundo relatório (Hu *et al.*, 2010) também descreveu uma atividade bactericida e bacteriostática significativa das nanofolhas de GO contra a E. coli através da rutura da integridade celular. No entanto, contrariamente ao relatório anterior, estes investigadores observaram uma toxicidade antibacteriana ligeiramente inferior da GO reduzida em comparação com a GO (Hu *et al.*, . Assim, a atividade antibacteriana do GO tem de ser avaliada mais aprofundadamente, tanto em termos de eficácia relativa para diferentes bactérias como da influência de diferentes procedimentos de síntese, modificação ou funcionalização do grafeno. Pode especular-se que a próxima geração de agentes antimicrobianos será composta por nanofolhas de grafeno, com um impulso comercial comparável ao observado com a nano prata.

**Avaliação da toxicidade**

Uma questão importante para a adequação de um nanomaterial a aplicações biológicas e médicas é a sua biocompatibilidade e toxicidade. A preocupação com os efeitos nocivos dos nanomateriais estimulou o aparecimento da nanotoxicologia como uma disciplina de investigação importante. A literatura está repleta de relatos de que os nanomateriais de carbono podem causar toxicidade *in vitro* e *in vivo*. Um relatório recente indica que os nanomateriais à base de carbono com diferentes estruturas geométricas (nanotubos versus fulerenos) apresentam citotoxicidade e bioatividade bastante diferentes *in vitro*, embora possam não se refletir com precisão na toxicidade comparativa *in vivo* (Sayers *et al.*, 2004). Um estudo pré-clínico mostrou que os fulerenos não induzem toxicidade oral aguda nem genotoxicidade *in vitro* (Jia *et al.*, 2005). Um relatório recente descreve os fulerenos como uma "faca de dois gumes", tendo efeitos benéficos a baixas concentrações, mas a altas concentrações podem induzir inflamação e, se forem crónicos, podem promover o desenvolvimento de cancro (Markovic e Trajkovic, 2008). Concluem que os dados actuais sugerem que os efeitos diretos de danos no ADN são baixos, mas a formação de ROS pode causar inflamação e danos genéticos.

A maior parte dos dados de toxicidade *in vivo* foi gerada a partir de estudos com nanotubos de carbono. Estudos efectuados em animais mostraram que a exposição a nanotubos pode causar inflamação, fibrose, formação de granulomas epitelióides nos pulmões (Mangum *et al.*, 2006; Shvedova *et al.*, 2008; Warheit *et al*,2004) citotoxicidade celular e irregularidades cardiopulmonares e vasculares

(Jia *et al.*, 2005; Muller *et al.*, 2005; Radomski *et al.*, 2005). Sabe-se também que os nanotubos de carbono induzem o stress oxidativo nos queratinócitos humanos através do fator nuclear $\kappa B$ (Manna *et al.*, 2005). Sabe-se que o nanodiamante é biologicamente inerte, com uma citotoxicidade relativamente baixa (Yu *et al.*, 2005), o que apoia a sua adequação a aplicações biomédicas. No entanto, existem relatórios que mostram o efeito das partículas de nanodiamante na função das células epiteliais das vias respiratórias humanas (HAEC). O nanodiamante induz uma elevação acentuada na expressão de IL-8 nas células epiteliais das vias aéreas humanas através de um mecanismo pós-transcricional que envolve a estabilização de transcrições de IL-8, indicando que a inalação de pó de nanodiamante pode causar processos inflamatórios no tecido pulmonar (Silbajoris *et al.*,2009). Yuan *et al.*,2009, investigaram a acumulação e translocação de nanopartículas de diamante no fígado, pulmão e baço de ratinhos. Nos recentes estudos *in vivo* sobre o efeito do pó de nanodiamante instilado por via intratraqueal em ratinhos, não se verificou qualquer toxicidade pulmonar a longo prazo (Yuan *et al.*, 2010). Outros grupos, no entanto, encontraram não só efeitos tóxicos nos pulmões de ratinhos, mas também a transição de partículas de nanodiamante para o sistema circulatório e a acumulação parcial no baço, fígado e ossos (Zhanget *al.*, 2010; Yuan *et al.*, 2009). Marcon *et al.*, 2010, investigaram a toxicidade *in vivo* dos nanodiamantes em função da sua terminação superficial (Marcon *et al.*, 2010).

Noutros relatórios recentes, verificou-se que os nanomateriais de carbono afectam negativamente as plaquetas, um componente importante do sistema circulatório responsável pela coagulação do sangue e pela hemostase (Radomski *et al.*, 2005; Bihari *et al.*, 2010; Semberova *et al.*, 2009). Verificou-se que materiais de nanocarbono como os SWNT (nanotubos de parede simples), os MWNT (nanotubos de parede múltipla), os fulerenos C60 (C60CS) e as nanopartículas mistas de carbono (MCN) agravam potencialmente a agregação plaquetária (Radomski *et al*, 2005), o que pode levar a consequências mortais como acidente vascular cerebral, enfarte do miocárdio e trombose venosa profunda (Saller *et al.*, 2008; Badruddin *et al.*,2009; Weston e Rao, 2003). Foi sugerido que o aumento da agregação das plaquetas por diferentes nanocarbonetos resulta do influxo de cálcio extracelular para a célula (Semberova *et al.*, 2009).

No entanto, até à data, foram efectuados muito poucos estudos sobre a toxicidade do grafeno para as células ou organismos vivos (Chang *et al.*, 2010; Zhang *et al.*, 2011; Wang *et al.*, 2010). O estudo *in vitro* mostrou que o GO induz uma ligeira diminuição da viabilidade celular em doses mais elevadas e pode provocar citotoxicidade dependente da concentração em células A549 e PC12 (Chang *et al.*, 2010; Zhang *et al.*, 2011), que é mediada por stress oxidativo e apoptose. A forma das folhas de grafeno ou a sua aglomeração podem ser factores importantes na origem da toxicidade do grafeno. Estudos em animais indicaram que o GO pode induzir citotoxicidade grave em função da dose e do tempo e pode entrar no citoplasma e no núcleo, diminuindo a adesão celular, induzindo a flutuação celular e a apoptose (Wang *et al.*, 2010). O GO pode entrar nos tecidos pulmonares, induzir a inflamação e a subsequente formação de granulomas. Outros estudos comparativos sugerem que as células respondem de forma diferente ao GO reduzido e aos nanotubos de carbono, o que pode ser atribuído às suas caraterísticas nanotopográficas distintas (Agarwal *et al.*, 2010). O filme de GO reduzido é biocompatível com todas as células testadas, o que implica a sua potencial aplicação em biologia. Tendo em conta a crescente aplicação do grafeno e dos seus derivados, é da maior importância determinar o seu efeito em vários componentes do sangue, incluindo as plaquetas, que desempenham um papel central na patogénese de doenças potencialmente fatais como o acidente vascular cerebral e o enfarte do miocárdio, antes de explorar o seu potencial biomédico como ferramenta terapêutica e de diagnóstico.

## 2. Detalhes experimentais

### 2.1 Materiais

O substrato quimioluminescente Super Signal West Pico (n.º 34080) era da Pierce, (Rockford, IL). Trombina humana (# T-7009), apirase (# A-7646), EGTA (# E-4378), EDTA (# E-0270), ortovanadato de sódio (# S-6508), ácido acetilsalicílico (# A-5376), fração V de albumina de soro bovino (# A-4503), leupeptina (# L-2884), pepstatina A (# P-4265), N-acetil-L-cisteína (# A 7250), *p-nitrofenil* fosfato (# 104-O), piruvato de sódio (# P 2256), aprotinina (# A-1153), fluoreto de fenilmetilsulfonilo (# P-7626), dimetilsulfóxido (# D-5879), HEPES (# H-3375), citocalasina D (# C 8273), digitonina (# D-1407), ATP (# A 7699), H2DCFDA, Fura 2-AM (# F-0888), fração 1 de fibrinogénio do plasma humano (F- 4883), ácido ε-amino-n-caproico (# A-2508), poli-L-lisina (# P-8920), 1,4-diazobiciclooctano (DABCO) (# D2522), ácido 8-anilino-1-naftaleno sulfónico (ANS) (# A 5144), faloidina-FITC (# P5282),JC-1(# T4069), cianeto de carbonilo 3-clorofenil-hidrazona (CCCP) (# C2759), pó de grafite (# 496596), D-glucose (# G7528) e nitrato de prata (# 1/17636), β-Mercaptoetanol (# S5123240 831) e Tween-20 (# S-34014) foram fornecidos por MERCK, Alemanha. Chronolume (# 395), ADP (# 384) e Colagénio (# 385) foram fornecidos por Chronolog Corp. Calpeptina (# 03-34-0051), inibidor de PTP1B (# 539741), inibidor de SHP1/2, NSC-87877 (# 565851), ácido Okadaico (# 495604), um bloqueador do canal $Ca^{2+}$-ATPase permeável às células, Arg- Gly-Asp-Ser-OH (RGDS, 99% de pureza por HPLC, # 03-34-0002), e óxido de dimetil sulfato (DMSO) (# D5879) foram adquiridos à Calbiochem. BSA (fração V) (# 0332) de Amresco. A23187 (# CA 100) foram produtos da Biomol, EUA. A montagem Aqua-poly foi obtida da Poly Lab Sciences. O amoníaco líquido a 30% (# 16195) e a hidrazina (# 24865) eram produtos da Qualigens, Índia. A membrana Immobilon-P PVDF (porosidade de 0,45 μm) (# IPVF 304 FO) para western blotting foi adquirida à Millipore, EUA. Os filtros (tamanho de poro de 0,2 μm) foram adquiridos à Sartorius. As películas de raios X RX super blue sensitive, o revelador e o fixador de raios X foram fabricados pela Jindal photo film limited, Dadra, Índia. Os reagentes para eletroforese foram adquiridos à Sigma-Aldrich ou à Calbiochem. Todos os outros reagentes eram de qualidade analítica. Os artigos de vidro e de plástico eram da Scott Duran e da Tarsons India Ltd

### 2.2 Métodos

#### *2.2.1 Preparação de plaquetas*

As plaquetas foram isoladas por centrifugação diferencial a partir de sangue humano fresco, como já descrito (Gupta *et al*, 2007). Resumidamente, o sangue de voluntários saudáveis foi recolhido em adenina citrato-fosfato-dextrose e centrifugado a 180× g durante 20 min. O PRP (plasma rico em plaquetas) foi incubado com ácido acetilsalicílico 1 mM durante 15 minutos a 37° C. Após a adição de ácido etilenodiaminotetracético (EDTA) (5 mM), as plaquetas foram sedimentadas por centrifugação a 800 ×*g* durante 10 min. As células foram lavadas em tampão A (20 mM HEPES, 138 mM NaCl, 2,9 mM KCl, 1 mM $MgCl_2$, 0,36 mM $NaH_2PO_4$, 1 mM EGTA (ácido etilenoglicol tetra-acético), suplementado com 5 mM de glucose e 0,6 unidades de ADPase de apirase/ml, pH 6,2). As plaquetas foram finalmente ressuspendidas em tampão B (pH 7,4), que era o mesmo que o tampão A, mas sem EGTA e apirase. A contagem final de células foi ajustada para 0,5-0,8 × $10^9$/ml. A morfologia das células foi estudada num microscópio de fluorescência com fixação por contraste de fase (Nikon modelo Eclipse Ti-E, Towa Optics, Índia). Todas as etapas foram realizadas em condições estéreis e foram tomadas precauções para manter as células em estado inactivado.

### *2.2.2 Preparação de diferentes derivados de grafeno*

As folhas de GO foram preparadas por refluxo de pó de grafite obtido comercialmente (5 g) com uma mistura fortemente ácida de ácido sulfúrico e nítrico, utilizando o método Hummers modificado que é descrito noutro local (Hirata *et al.*, 2004). Depois de o pó de grafite estar bem disperso, adicionou-se lentamente clorato de potássio (55 g) durante 15 minutos para evitar um aumento súbito da temperatura. O balão de reação foi ligeiramente tapado para permitir a evolução do gás da mistura reacional e foi agitado durante 5 dias à temperatura ambiente. Uma vez concluída a reação, a mistura foi vertida em 4 L de água desionizada e filtrada. O resíduo (GO) foi lavado repetidamente com água desionizada até o pH do filtrado ser neutro. A pasta de GO foi então liofilizada e armazenada no forno de vácuo à temperatura ambiente (RT) até ser utilizada (Singh *et al.*, 2008). As folhas de grafeno assim obtidas estavam bem funcionalizadas com grupos carbonilo e hidroxilo, responsáveis pela natureza coloidal do GO em solução aquosa.

Para a preparação de GO reduzido (RGO), o GO liofilizado foi carregado num tubo de quartzo e purgado com árgon durante 30 segundos. O aquecimento térmico rápido (>2000° C/min) a 1100° C reduziu os grupos funcionais epóxi e hidroxilo da superfície das folhas de GO através da evolução do $CO_2$. A libertação de $CO_2$ deixa inevitavelmente vagas e alguns sítios funcionais residuais que são responsáveis pela natureza coloidal das folhas de RGO nas soluções aquosas.

Para a funcionalização com aminas, as folhas de GO (1 g) foram agitadas numa mistura de SOCl2 e foramida dimetílica (DMF), filtradas através de uma membrana de PTFE (tamanho de poro 0,2 μm) e lavadas com cloreto de metileno seco. O procedimento acima descrito conduziu à formação de grafeno-COCl, que foi dissolvido numa mistura de azida de sódio (1,5 mM) e DMF à temperatura ambiente durante 40 h. O produto da reação foi isolado por filtração e sonicado em ácido clorídrico concentrado para produzir grafeno-amina. Finalmente, o produto foi lavado repetidamente com água desionizada até o pH do filtrado ser neutro. O grafeno purificado funcionalizado com amina ($G\text{-}NH_2$) foi disperso em água à concentração desejada (0,05 mg/ml). Um procedimento semelhante foi descrito noutro local para a funcionalização covalente com amina de nanotubos de carbono (Ramanathan *et al.*, 2005).

### 2.2.3 *Estudos de agregação e ativação de plaquetas*

As plaquetas foram agitadas (1200 rpm) a 37° C num agregómetro de sangue total/luminescência ótica (Chrono-log modelo 700-2, Wheecon Instruments, Índia) durante 1 minuto antes da adição de derivados de grafeno (GO ou RGO ou G-NH2) ou trombina (0,5 U/ml). A agregação foi medida como alteração percentual na transmissão de luz, em que 100% se refere à transmitância através da amostra em branco. A secreção de ATP foi medida com o reagente Chronolume (concentração de stock, 0,2 μM de luciferase/luciferina). A luminescência gerada pelo ATP segregado pelas plaquetas foi monitorizada utilizando o Lumi-Aggregometer em paralelo com a medição da agregação. A agregação no sangue total foi estudada pelo método de impedância eletrónica num Chrono-log Whole Blood / Optical Lumi-Aggregometer (modelo 700-2). Por fim, as células foram fervidas em tampão de lise Laemmli e armazenadas a -20° C até análise posterior. Para os estudos de ativação, as plaquetas foram incubadas com trombina ou GO a 37° C em banho-maria ou num agregómetro de cálcio ionizado de plaquetas chrono-log (modelo 700). Por fim, as células foram fervidas em tampão de lise Laemmli e armazenadas a -20° C até análise posterior.

### 2.2.4 *Estudo da adesão das plaquetas*

Para estudar a adesão das plaquetas à matriz imobilizada, as células de controlo, bem como as células pré-tratadas com GO ou trombina, foram fixadas com paraformaldeído a 4%. As células foram colocadas em lâminas revestidas com poli-L-lisina (0,01% p/v) ou fibrinogénio (100 μgZml) ou colagénio (50 μgZml), incubadas durante 30 minutos à temperatura ambiente, seguidas de lavagem. As células aderidas foram observadas em microscópio de fluorescência com fixação por contraste de fase (Leica modelo DM LB2, Labindia Instruments) a 100X em óleo. Os eventos de lapso de tempo foram capturados pela câmara CCD Leica DFC 320 utilizando o software IM50 (Leica) e analisados pelo software de imagem NIS-Elements AR (Nikon, Towa Optics, Índia).

### 2.2.5 *Medição da ligação do PAC-1*

As plaquetas (2 x 108 células em 200 μl) foram incubadas a 37° C durante 10 min sem agitação na presença de GO, seguido da adição de igual quantidade de paraformaldeído a 4% durante 30 min. As células foram lavadas e ressuspendidas em PBS, e incubadas com 10 μl de anticorpo PAC-1 marcado com FITC contra a conformação ativa de αIIbβ3 durante 30 min no escuro à temperatura ambiente. As amostras foram novamente lavadas e analisadas com o citómetro de fluxo FACSCalibur (Becton Dickinson India Pvt. Ltd., Gurgaon). As tensões de dispersão frontal e lateral foram fixadas em E00 e 273, respetivamente, com um limiar de 52 V. Foi desenhada uma região amorfa (gate) para abranger as plaquetas, a fim de as diferenciar do ruído e das partículas multiplaquetárias. Após compensação para FITC e PE, todos os dados de fluorescência foram recolhidos utilizando uma amplificação logarítmica de quatro quadrantes. Foram recolhidos 10 000 eventos CD61-positivos para cada amostra. O aumento da ligação do PAC-1 foi calculado medindo a diferença na intensidade média de fluorescência entre as amostras estimuladas e não estimuladas, utilizando o software CellQuest Pro.

### *2.2.6 Expressão superficial da P-selectina*

As plaquetas foram processadas como descrito no parágrafo anterior, incubadas com 5 µl de anticorpo marcado com PE contra a P-selectina (CD62P) e analisadas por citometria de fluxo.

### *2.2.7 Medição do teor de F-actina nas plaquetas*

O conteúdo de F-actina das células em repouso e activadas, com e sem tratamento prévio com citocalasina D (10 µM), foi determinado a partir da extensão da coloração com faloidina-FITC. As células foram fixadas com igual volume de paraformaldeído a 4% a 37 °C durante 30 minutos, seguido de permeabilização à temperatura ambiente durante 60 minutos na presença de 0,1% de Triton-X-100 contendo 10 µM de faloidina-FITC no escuro. A fluorescência foi analisada com o citómetro de fluxo.

### *2.2.8 Determinação do potencial transmembranar mitocondrial*

O potencial transmembranar mitocondrial ($\Delta\psi$) foi medido usando o fluorocromo sensível ao potencial JC-1, que é capaz de entrar seletivamente nas mitocôndrias após a polarização da membrana e formar agregados JC-1 (vermelho). À medida que o potencial da membrana colapsa, a cor muda de vermelho para verde devido à monomerização do corante. Para examinar o potencial transmembranar mitocondrial, incubámos plaquetas de controlo e plaquetas tratadas com GO (1 a 20 µg/ml) ou CCCP (10 µM) com 10 µM JC-1 durante 15 min a *37° C* no escuro. As células foram lavadas em PBS e a fluorescência do JC-1 foi analisada nos canais FL1 e FL2 do citómetro de fluxo para a deteção do monómero do corante e dos agregados J, respetivamente. A razão entre a fluorescência vermelha/verde (FL2/FL1) reflectiu o potencial transmembranar mitocondrial, ao passo que o co-tratamento com o protonóforo CCCP resultou numa diminuição da razão de fluorescência do JC-1 e serviu de controlo positivo para a perturbação do potencial transmembranar mitocondrial.

### *2.2.9 Estudos de immunoblotting*

As proteínas das plaquetas foram separadas em 10 % em SDS-PAGE (dodecil sulfato de sódio eletroforese em gel de poliacrilamida) e transferidas electroforeticamente para uma membrana de fluoreto de polivinilideno (PVDF) utilizando o sistema semi-seco TE 77 PWR (GE Healthcare India). As membranas foram bloqueadas com 5 % de albumina de soro bovino em 10 mM Tris-HCl, 150 mM NaCl, pH 8,0 (TBS) com 0,05 % de Tween-20 durante 1 h à temperatura ambiente. Os blots foram incubados durante a noite com anticorpos monoclonais contra a fosfotirosina (clone 4G10 ou pY99) (1 µg/ml)ou *Src*(1 µg/ml) e com anticorpo policlonal contra o anticorpo *Src* pTyr-529 (1 µg^z^ml), *Src* pTyr-418 (1 µg/ml) ou *SrcTyr-527* (1 µg/ml), seguido de IgG antimouse marcada com HRP (para anticorpos anti-fosfotirosina e *anti-Src*) ou IgG anti-coelho (para anticorpo *anti-fosfo-Src*) durante 2 h em diluições de 1:10.000 a partir de 1 mg/ml de cada solução de reserva de anticorpo. A ligação dos anticorpos foi detectada por quimioluminescência reforçada e quantificada num scanner plano Agfa Duoscan T1200 utilizando o software GeneTools (Syngene India Private Ltd.).

### *2.2.10 Medição do cálcio livre intracelular*

A PRP foi incubada com 2 μM Fura-2 AM durante 45 minutos a $37^0$ C no escuro. As plaquetas carregadas com Fura-2 foram lavadas e ressuspensas em tampão B a $10^8$ células / ml. A fluorescência foi registada em alíquotas de 400 μl de suspensões de plaquetas a $37^0$ C, sem agitação, utilizando um espetrofotómetro de fluorescência (Hitachi modelo F-2500, Techcomp India). Os comprimentos de onda de excitação foram de 340 e 380 nm e o comprimento de onda de emissão foi fixado em 510 nm. As alterações na concentração intracelular de cálcio livre, $[Ca^{2+}]_i$, após adição de trombina (1 U/ml) e GO, RGO ou $G\text{-}NH_2$ a concentrações idênticas (2 μgZml) foram monitorizadas a partir do rácio de fluorescência (340/380) utilizando o programa de medição de catiões intracelulares no software FL Solutions O cálcio livre intracelular foi calibrado de acordo com a derivação de Grynkiewicz *et al.*, 1985.

### *2.2.11 Medição dos ERO intracelulares*

O H2DCF-DA, uma sonda sensível às ROS, foi utilizado para detetar a atividade oxidativa nas plaquetas. Sabe-se que o H2DCF-DA se difunde passivamente nas células, onde os seus grupos acetato são clivados por esterases intracelulares, libertando o derivado correspondente de diclorodihidrofluoresceína (DCF). A oxidação subsequente por ROS intracelular produz um aduto fluorescente que fica retido no interior da célula. Alíquotas de suspensão de plaquetas ($1\times10^7$ células/ml) foram incubadas com 20 μM H2DCF-DA a 37° C durante 30 min. G-NH (2-10 μg/ml) ou GO (2-20 μg/ml) foi adicionado às suspensões de plaquetas 20 min após a adição de H2DCFDA. A fluorescência foi medida com leitor de microplacas de fluorescência (BioTek modelo FLx800, Medispec India) a 37 ° C (excitação, 500 nm; emissão, 530 nm). O peróxido de hidrogénio (10 μM) foi adicionado à suspensão de plaquetas como um controlo positivo.

### *2.2.12 ANS vinculativo*

O efeito do GO (2-20 μg/ml) no microambiente da membrana plaquetária foi estudado através da marcação das células com ANS. A marcação foi realizada adicionando a sonda (concentração fnal de 5 μM) à suspensão de plaquetas (0,5 X $10^{8}$ / ml) em RT. Os espectros de emissão de fluorescência foram registados a 37 °C com uma excitação de 380 nm utilizando o software FL Solutions.

### *2.2.13 Medição da fuga de LDH*

As plaquetas de controlo e as plaquetas tratadas com GO (5-20 μg/ml) ou com digitonina (30 μM) foram pelletizadas por centrifugação a 800 x g durante 10 min. Os sobrenadantes foram preservados e os pellets foram ressuspendidos em volume idêntico de tampão B, seguido de sonicação. A reação foi iniciada pela adição de sobrenadante de plaquetas ou de sonicado (40 μl) a 500 μl de misturas de reação contendo 0,168 mM de NADH e 32,52 mM de piruvato de sódio a 30o C. A atividade da LDH foi avaliada a partir da diminuição da absorvância de NADH a 340 nm.

### *2.2.14 Microscopia eletrónica*

As diferentes amostras de plaquetas, com ou sem pré-tratamento com GO, foram fixadas em fixador Karnovsky, seguido de pós-fixação em tetróxido de ósmio (solução a 1%) e desidratadas em graus crescentes de acetona. Para o SEM, as amostras desidratadas foram secas em ponto crítico, seguidas de montagem num suporte de alumínio com fita adesiva e revestidas por pulverização catódica com ouro coloidal. As amostras foram observadas num microscópio eletrónico de varrimento Leo 435 VP com uma tensão de funcionamento de 15 kV. Para o TEM, os blocos foram preparados como descrito anteriormente. Foram feitas secções ultrafinas (60-70 nm de espessura) com um ultramicrótomo (Leica modelo EM UC6, Labindia) (Momi *et al.*, 2009). As secções foram contrastadas com acetato de uranilo e citrato de chumbo alcalino. Os espécimes foram montados em grelhas revestidas com Formvar e visualizados em Fei Morgagni 268 (D) microscópio eletrónico de transmissão digital a 120 kV, utilizando software de análise de imagens da Soft Imaging System GmbH. As ampliações finais foram obtidas a partir das fotomicrografias e as barras de escala foram determinadas.

### *2.2.15 Ensaio de hemólise in vitro*

O ensaio de hemólise *in vitro* foi efectuado conforme descrito (Liao *et al.*, 2011). Resumidamente, foram recolhidas amostras de sangue total humano fresco estabilizado com EDTA de voluntários saudáveis. Tipicamente, 1 ml de sangue total foi adicionado a 2 ml de PBS e centrifugado a 500 g durante 10 min para separar as hemácias. O passo de purificação foi repetido quatro vezes e as hemácias lavadas foram diluídas para 10 ml em PBS. Para testar a atividade hemolítica de $G\text{-}NH_2$ e GO, 1 ml de suspensão de hemácias (~ $0{,}5\times 10^8$ células /ml) foi exposto a diferentes concentrações de G-NH2 e GO em PBS. A fim de obter controlos positivos e negativos, as hemácias foram suspensas em água desionizada ou PBS, respetivamente. As amostras foram incubadas num agitador a 37 °C durante 3 h, seguidas de centrifugação a 10.000 g durante 10 min. A absorvância da hemoglobina no sobrenadante foi medida a 540 nm, com 655 nm como referência, num espetrofotómetro de microplacas (BioTek modelo Power Wave XS2, Medispec India) a 37 °C. A percentagem de hemólise foi calculada utilizando a seguinte equação

$$\text{Percent hemolysis (\%)} = \left[\frac{\text{samples abs}_{540\text{-}655nm} - \text{negative control abs}_{540\text{-}655nm}}{\text{positive control abs}_{540\text{-}655nm} - \text{negative control abs}_{540\text{-}655nm}}\right] \times 100$$

### *2.2.16 Ensaio MTT*

O ensaio MTT mede a redução de um componente de tetrazólio (MTT) num produto de formazan azul-escuro insolúvel pelas mitocôndrias de células viáveis. A citotoxicidade do G-NH2 contra plaquetas foi avaliada após 1 h de exposição das plaquetas a diferentes concentrações (2-20 µg/ml) de G-$NH_2$. Após o tratamento, as células foram incubadas com 50 µM MTT durante mais 3 h a 37°C. O formazan solúvel formado após a redução do MTT foi dissolvido em 200 µl de DMSO e a absorvância foi medida a 570 nm com espectrofotômetro de microplaca (BioTek modelo Power Wave XS2, Medispec India) a 37 ° C. Para um estudo de toxicidade de longa duração, a linha de células de monócitos humanos, THP-1, foi exposta a concentrações semelhantes de G-NH2 por 24 h. A cultura foi processada e submetida ao ensaio MTT conforme discutido acima. As células não tratadas foram utilizadas como controlo positivo (100% viáveis) no estudo.

### 2.2.17 *Indução de tromboembolismo pulmonar*

O tromboembolismo pulmonar foi realizado em ratinhos machos suíços com 8-12 semanas de idade, utilizando um método descrito anteriormente (Momi *et al.*, 2009). Em ratinhos de controlo, o tromboembolismo

O desafio foi gerado pela injeção intravenosa rápida de 150 µl de uma mistura de colagenepinefrina numa das veias da cauda. Noutros casos, GO, G-NH2 ou RGO foram administrados por via intravenosa a ratinhos. Após 15 minutos, o animal foi sacrificado por uma overdose de anestesia. Os pulmões foram removidos, enxaguados em solução salina fria e fixados imediatamente em formalina a 10% durante pelo menos 24 h. A histologia pulmonar foi efectuada e contada por microscopia ótica (Nikon modelo Eclipse Ti-E, Towa Optics, Índia) em secções incluídas em parafina coradas com hematoxilina e eosina. Foram observados pelo menos 10 campos, com uma ampliação de 40 X, para cada espécime.

### 2.2.18 *Caracterização de derivados de grafeno*

A morfologia da superfície das amostras de grafeno esfoliado foi examinada por microscopia eletrónica de varrimento de emissão de campo (FE-SEM) (Hitachi S-800, e SU-70, 30 keV) e microscopia ótica (Nikon modelo Eclipse LV150). A topografia da amostra e a medição da espessura do GO esfoliado foram efectuadas pelo microscópio de força atómica (AFM) NanoScope IIIA (Digital Instruments) em modo de batimento. Os espectros FTIR de GO ou RGO ou G- NH2 foram registados a partir de pastilhas de KBr (Aldrich, 99%, grau FT-IR) utilizando um espetrómetro Mattson 7000 FT- IR com resolução de 8 e 256 interferogramas. A cristalinidade e a qualidade das folhas de GO ou RGO ou G-NH2 sintetizadas foram analisadas por um microscópio eletrónico de transmissão de alta resolução (HR-TEM) convencional (JEOL 2200F TEM/STEM). Os espectros Raman do GO e do G-NH2 foram registados utilizando um espetrómetro Renishaw Raman (excitação laser a 514,5 nm) e os resultados foram comparados com folhas de grafeno de camada única pristinas preparadas pela técnica de deposição química de vapor (CVD).

As medições do potencial Zeta foram efectuadas utilizando um equipamento Zeta Sizer Nano Series (Malvern) (Universidade de Aveiro) para monitorizar as caraterísticas de carga das suspensões aquosas coloidais de GO, RGO e G-NH2 em função do pH. Os espectros ópticos foram registados utilizando um espetrómetro Jasco V-560 UV-Vis. Os estudos de caraterização acima referidos foram efectuados no Centro de Tecnologia Mecânica e Automação da Universidade de Aveiro, Portugal.

As medições de fluorescência das folhas de GO ou RGO ou G-NH2 foram efectuadas num espetrofotómetro de fluorescência Hitachi (modelo F-2500) utilizando o software FL Solutions. Os derivados de grafeno foram excitados a 400 nm e os espectros de emissão foram registados na gama de 500 - 750 nm, utilizando fendas de 10 nm / 5 nm de largura.

### 2.2.19 *Citometria de fluxo*

As suspensões de G-NH2, GO ou RGO, bem como as plaquetas, foram diluídas com líquido de bainha e analisadas com o citómetro de fluxo FACSCalibur (Becton Dickinson India Pvt. Ltd., Gurgaon) equipado com duas fontes de excitação, 488 nm (laser de iões de árgon arrefecido a ar) e 632 nm (laser de díodo vermelho), utilizando o software Cell Quest Pro. Os sinais ópticos de dispersão frontal (FSC) e de dispersão lateral (SSC), que representam respetivamente o tamanho e a granularidade das partículas, foram adquiridos em escala logarítmica utilizando o modo de aquisição de dados primários. As alterações destes parâmetros das partículas modificam o quantum de luz laser difractado ou disperso, causando assim uma distribuição populacional alterada nos planos FSC-SSC. A intensidade da emissão de fluorescência foi detectada em quatro detectores separados, designados FL1, FL2, FL3 e FL4, cada um com o seu próprio conjunto de filtros de comprimento de onda, e os dados foram apresentados sob a forma de histogramas. Foi imposta uma barreira à população GO para análise exclusiva. Os eventos foram adquiridos utilizando os critérios de recolha do software para interromper a aquisição após 10 000 eventos adquiridos (limite de eventos) ou após terem decorrido 10 segundos (limite de tempo). As definições de citometria de fluxo utilizadas para a análise da distribuição do tamanho do grafeno são apresentadas no Quadro 2.

| Amostra | Limiar (FSC-Il ) - | Regulação do detetor | | | | | |
|---|---|---|---|---|---|---|---|
| | | FSC-H | SSt-H | FLl-H | FL2-11 | FLJ-H | FL4-H |
| IR | 52 | EOO | 350 | 600 | 550 | 650 | 680 |

**Tabela 2.1** Configurações do citómetro de fluxo utilizadas para a análise da distribuição de tamanhos de GO em solução. Todos os ganhos são logarítmicos. FSC e SSC, canais de dispersão ótica; FL1, canal de fluorescência verde; FL2, canal de fluorescência laranja; FL3, canal de fluorescência vermelho escuro; FL4, canal de fluorescência vermelho (expresso em volts).

Para determinar se dois histogramas sobrepostos representam populações diferentes, foi aplicada a estatística Kolmogorov-Smirnov (K-S) (Van Bockstaele *et al.*, O cálculo utiliza o rácio D/s(n), em que s(n) é igual à raiz quadrada de (n1 +n2) / (n1 x n2), n1 é o número de eventos no primeiro histograma e n2 é o número de eventos no segundo histograma. D representa a estatística K-S (maior diferença entre as duas curvas). Todos os dados de fluorescência foram recolhidos utilizando uma amplificação logarítmica de quatro décadas. O número total de eventos analisados para cada amostra foi de 10.000. Os resultados foram representativos de quatro a cinco experiências independentes.

### 2.2.20 *Métodos estatísticos*

Foram utilizados métodos estatísticos padrão. Foram utilizados métodos paramétricos (teste *t*) para a avaliação e os testes de significância foram considerados significativos com *P* inferior a 0,05 (testes bicaudais). Os dados são apresentados como média ± DP de, pelo menos, quatro experiências individuais.

# Parte II

## Capítulo 1

## 3. Caracterização de folhas de óxido de grafeno e da sua interação com células sanguíneas por citometria de fluxo

> *O grafeno é o único nanomaterial conhecido que pode ser caracterizado de forma convincente por citometria de fluxo*

> *O GO é dotado de uma fluorescência intrínseca que é detetável através dos três canais de fluorescência e caracterizada de forma convincente por citometria de fluxo*

> *A citometria de fluxo tem a vantagem única de medir simultaneamente a distribuição do tamanho e as propriedades de fluorescência das folhas GO, o que não é possível com os métodos existentes*

> *A interação física entre o grafeno e as células sanguíneas pode ser estudada através da citometria de fluxo*

> *Os sinais de dispersão lateral e de fluorescência podem ser explorados para medir a extensão da interação grafeno-célula*

### 3.1 Introdução

O grafeno é um novo alótropo bidimensional do carbono, distintamente diferente dos nanotubos de carbono e dos fulerenos, que se tornou um dos temas de investigação mais interessantes nos últimos 5 anos. O grafeno é idealmente constituído por uma única camada de átomos de carbono e tem uma dimensão micrónica com uma espessura da ordem dos nanómetros (Tung *et al.*, 2009, Singh *et al.*, 2010). As folhas de grafeno pristinas de camada única foram inicialmente produzidas pelo método scotch-tape em 2004 (Novoselov *et al.*, 2004), que também gerou amostras compostas por duas ou mais camadas atómicas. No entanto, o processo tem desvantagens inerentes em termos de rendimento e produtividade. Uma abordagem eficaz neste domínio baseou-se na esfoliação química da grafite em GO (Park e Ruoff, 2009). O material resultante consiste em folhas derivadas de grafeno e é fortemente oxigenado com grupos funcionais hidroxilo, carbonilo e carboxílico (Goncalves *et al.*, 2009; Mkhoyan *et al.*, 2009). Assim, as folhas hidrofílicas de GO podem permanecer como dispersões aquosas altamente estáveis com enorme potencial de aplicação no domínio biomédico (Mohanty e Berry, 2008; Shanet *al.*, 2009; Liu *et al.*, 2008; Lu *et al.*, 2010; Shijiang *et al.*, 2010). As suas caraterísticas notáveis, como a grande área superficial, a elevada condutividade, a mobilidade dos electrões, a estabilidade e as propriedades ópticas, estão associadas à espessura e ao número de camadas envolvidas nas folhas de GO (Wilson *et al.*, 2009; Gómez-Navarro *et al.*, 2007; Wang *et al.*, 2010). A caraterização das propriedades físicas das folhas GO individuais numa população é um ensaio de controlo de qualidade significativo que determina a adequação da preparação a várias aplicações (Sun *et al.*, 2010).

A dimensão e a espessura das camadas GO são normalmente analisadas por microscopia de força atómica, bem como por microscopia ótica ou eletrónica (Mkhoyan *et al.*, 2009). No entanto, a informação sobre a avaliação estatística de distribuições de tamanho largo ou a fluorescência intrínseca inerente de folhas GO individuais não está prontamente disponível a partir dessas imagens. Embora a dispersão dinâmica da luz tenha sido utilizada para a caraterização de partículas submicrónicas, a ferramenta tem a limitação de ser mais adequada para partículas esféricas e homogéneas (Sato *et al*, 2006). Além disso, o tamanho e as propriedades físicas das folhas de grafeno individuais (num GO

população) não pode ser avaliada com esta abordagem. Para contornar estes problemas, são necessárias técnicas fiáveis e robustas que possam caraterizar o grafeno de forma reprodutível num curto espaço de tempo.

A citometria de fluxo é uma técnica que integra a dispersão da luz e os sinais de fluorescência emanados de um grupo de células ou partículas no trajeto de um feixe laser, gerando assim dados estatísticos extensos sobre o tamanho, a forma e as caraterísticas internas de cada célula da população. O método tem encontrado amplas aplicações na investigação biológica, dada a sua predileção pela análise multiparamétrica ao nível de uma única célula. A citometria de fluxo caracteriza normalmente células ou partículas com uma gama de tamanhos típica entre 0,5 e 70 μm. Durante as duas últimas décadas, tem sido utilizada com êxito para analisar e contar comunidades microbianas de organismos como protistas, pequenas algas, bactérias e vírus (Marie *et al.,* 1999). Existem também outros relatórios que determinaram com êxito o tamanho e detectaram as partículas microscópicas sub por citometria de fluxo (Duhamel e Jacquet, 2006). Foi demonstrado que partículas como os lipossomas podem ser caracterizadas por citometria de fluxo (Sato *et al.,* 2006; Vorauer-Uhl *et al.*, 2000). Os sinais de dispersão evocados por partículas de dimensão nanométrica submicrónica são obrigatoriamente gatados juntamente com o ruído de fundo, esbatendo assim a distinção entre ruído e sinal, o que impede a análise citométrica de fluxo de nanopartículas, a menos que as partículas estejam agregadas a dimensões maiores ou tenham sido tornadas fluorescentes. Aqui, pela primeira vez, relatamos que os sinais de dispersão gerados por folhas GO nativas de uma ou poucas camadas num citómetro de fluxo são separados do ruído de fundo do fluido da bainha, permitindo assim uma análise extensiva da distribuição de tamanhos e a caraterização das propriedades de fluorescência de folhas GO individuais na população. Os resultados mostram que as folhas GO são assimétricas em tamanho e são dotadas de fluorescência intrínseca detetável através dos três canais de fluorescência (FL1, FL2 e FL3) no citómetro de fluxo.

Além disso, explorámos com êxito a interação física entre folhas de óxido de grafeno e células sanguíneas (plaquetas e neutrófilos) utilizando a citometria de fluxo. Estas abordagens implementam tipicamente medições de dispersão de luz como base para o dimensionamento das partículas. A deteção da dispersão da luz é sensível à geometria das partículas (tamanho, forma e orientação) e à sua composição (polarizabilidade ótica e índice de refração). Os sinais de dispersão lateral reflectem as complexidades internas das partículas individuais e das partículas em interação e são fiáveis para medir a extensão da interação nanomaterial-célula (Cai *et al.*, 2008; Sasidharan *et al.*, 2011). A adição de GO às células sanguíneas resultou num aumento da dispersão lateral em comparação com GO não tratado, o que sugere uma interação física profunda entre as folhas de GO e as plaquetas. Foram obtidos resultados semelhantes quando se comparou a dispersão lateral da população de mistura de células de grafeno com a da população de células não tratadas. Além disso, a interação do GO com as células sanguíneas foi também estudada através da exploração das propriedades de fluorescência intrínsecas do grafeno no canal FL3. Este canal parece ser o mais ideal para este estudo, onde uma sonda externa na gama de FL4 pode ser utilizada para a análise da dupla fluorescência (a célula é marcada com uma sonda fluorescente compatível com FL4). O citómetro de fluxo pode, portanto, revelar-se uma ferramenta indispensável na investigação do grafeno, que pode ter aplicações na exploração do potencial biomédico deste novo material em diversas áreas, como a imagiologia, a interação grafeno-célula e a administração de medicamentos.

## 3.2 Resultados e discussão

### 3.2.1 Caracterização do GO

As folhas de GO sintetizadas foram inicialmente examinadas por FTIR, microscopia ótica e FE-SEM (Figura 3.1a-d). Além disso, efectuámos medições de AFM para analisar a topografia geral da amostra e também para identificar o número de camadas de folhas de GO. A partir dos estudos de caraterização da superfície concluímos que, as folhas de GO esfoliadas na nossa preparação eram da ordem de 0,5 a 5 μm, e a espessura é de ~ 1,5 nm (entre 2-3 camadas) (Figura 3.1). No entanto, esta técnica tem um rendimento muito lento. Além disso, existe sempre um desvio instrumental de ~0,5 nm (causado por diferentes forças de interação), que é ainda maior do que a espessura de uma monocamada de grafeno. Assim, é necessário ajustar os dados para extrair a verdadeira espessura das folhas de GO (Gupta *et al.*, 2006).

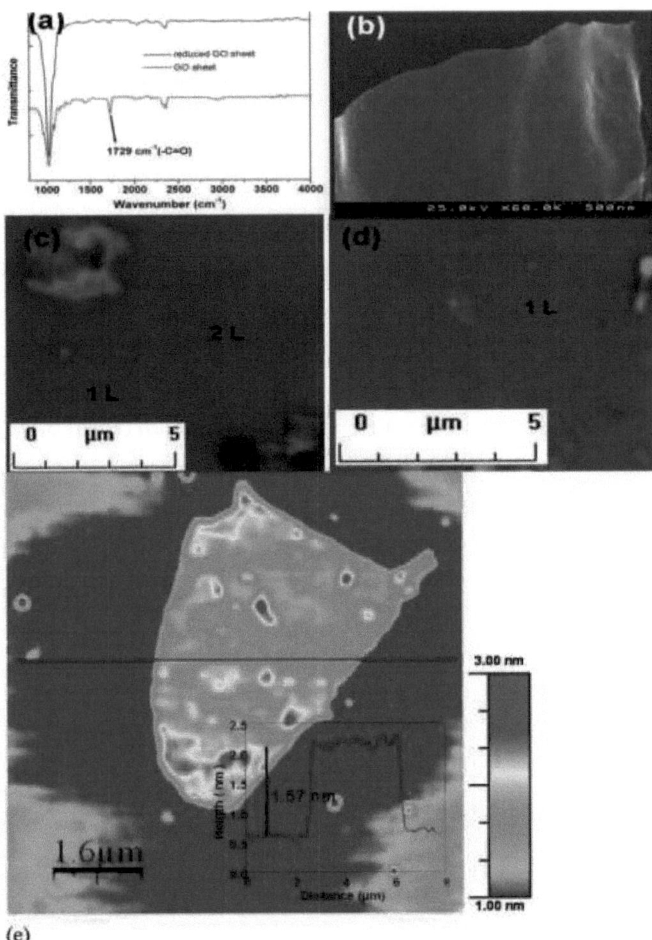


**Figura 3.1** (a) Análise FTIR da folha de GO, confirmando a presença de grupos carboxílicos (~1729 $cm^{-1}$). (b) Imagem FE SEM da folha de GO que mostra uma morfologia semelhante à do papel. (c, d) imagem ótica da folha de GO no substrato $SiO_2/Si$ de 300 nm, que revela uma folha única (1L) ou bicamada (2L), respetivamente. (e) Imagens AFM da folha de GO em modo de batimento. As inserções mostram o perfil de altura correspondente.

Foram efectuados estudos HR-TEM para examinar a cristalinidade e a qualidade das folhas de GO sintetizadas. Para o efeito, as amostras foram preparadas mergulhando uma grelha de cobre revestida de carbono na solução (GO/água) e deixando-a secar. A Figura 3.2a mostra uma imagem TEM de campo claro de uma folha de GO fixada a uma grelha de cobre. As membranas de grafeno suspensas são constituídas por folhas de camada única ou bicamada com uma dimensão média de 2 µm. A imagem HR-TEM realizada a partir da região pontilhada azul (Figura 3.2a) mostrou claramente grafeno de duas camadas (duas camadas de grafeno separadas por 0,40 ± 0,02 nm) e é marcada pela área pontilhada verde na Figura 3.2b. Foi efectuada uma transformada rápida de Fourier (FFT) 2D

(Figura 3.2c) na região indicada por uma caixa vermelha na Figura 3b, que mostra a natureza cristalina da folha de grafeno bicamada. A imagem HR-TEM correspondente revela também a estrutura em favo de mel da folha de grafeno (Figura 3.2d).

O GO tal como foi sintetizado, constituído por várias monocamadas (cor castanha amarelada, ver figura 3.2e), apresentou absorção ótica na gama do visível e do infravermelho próximo. A absorvância máxima a 230 nm pode ter origem na transição $\pi$ - $\pi^*$ dos domínios aromáticos $sp^2$ (Novoselov *et al.*, 2004; Attal *et al.*, 2006), ao passo que um pico menor a ~320 nm foi atribuído a transições n - $\pi^*$ de C=O (Figura 3.2e) (Luo *et al.*, 2009). As propriedades ópticas inerentes e a natureza estável das suspensões de GO poderão facilitar a investigação biomédica nas áreas da imagiologia celular e da administração de medicamentos.

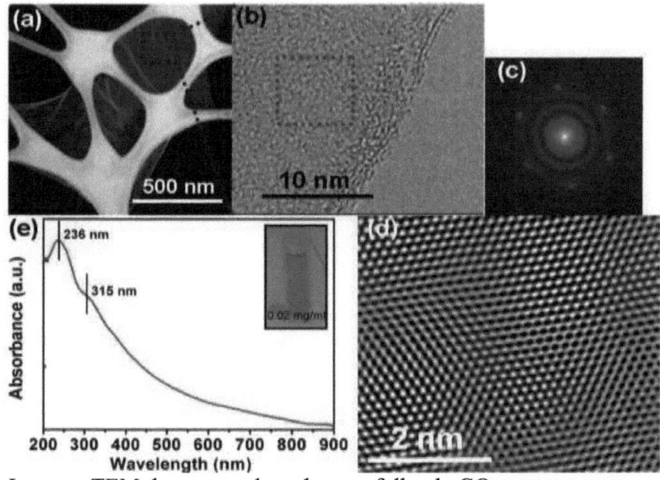


**Figura 3.2** (a) Imagem TEM de campo claro de uma folha de GO suspensa numa grelha de cobre. (b) Imagem HR-TEM da área pontilhada a azul indicada em a. (c) FFT 2D efectuada na região indicada com uma caixa vermelha que mostra a cristalinidade perfeita da folha de GO. (d) A imagem HR-TEM revela a estrutura em favo de mel da folha de grafeno efectuada na área indicada pela linha vermelha a tracejado. (e) Espectro de absorção UV-vis da solução de GO em água. A inserção mostra a cor da solução de GO (0,02 mg/ml).

### 3.2.2 Caracterização da distribuição do tamanho de folhas individuais de grafeno

Para a análise citométrica de fluxo, os parâmetros FSC e SSC da população GO foram adquiridos e apresentados nos quadrantes de aquisição do gráfico de pontos (Figura 3.3). O fluido da bainha foi mobilizado para determinar o sinal de fundo ou o ruído. Ajustando as tensões do detetor FSC e SSC para E00 e 350 volts, respetivamente, verificou-se que a maioria da população GO se encontrava distribuída nos quadrantes superiores (Figura 3.3a), razoavelmente bem afastada do ruído de fundo, enquanto este último estava confinado ao quadrante inferior esquerdo, perto da origem (Figura 3.3b). No entanto, existiam alguns sinais GO no quadrante inferior juntamente com o ruído. Foi imposta uma porta à população GO presente em ambos os quadrantes superiores para análise exclusiva. GO foi diluído em série de 2 a 0,02 µg/ml e os eventos foram adquiridos por 10 segundos em cada diluição. Verificou-se que o número de eventos gated (pontos) diminuía progressivamente com a diminuição da concentração de GO (Figura 3.3c-f), indicando que as folhas GO contribuíam para os sinais. No entanto, em alta concentração de GO (> 2 µg/ml), nenhum incremento adicional nos eventos foi observado (Figura 3.3f). Assim, os resultados sugeriram que partículas não esféricas como GO podem ser estudadas de forma convincente por citometria de fluxo dentro de limites de concentração ideais. Embora alguns estudos anteriores tenham tentado avaliar partículas submicrónicas como os lipossomas (Gupta *et al.,* 2006; Vorauer-Uhl *et al*., 2000) e as nanopartículas de sílica (Nakamura e Ishimura, 2010) por citometria de fluxo, os sinais de dispersão que emanavam destas partículas não se distinguiam do ruído de fundo, tornando assim a sua análise pouco convincente e difícil.

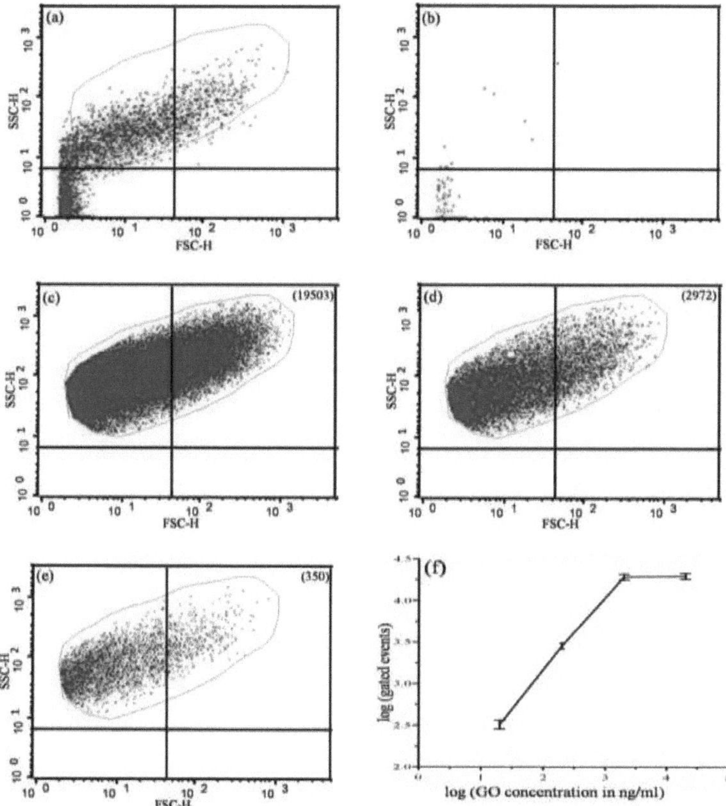


**Figura 3.3** Gráfico de pontos FSC-SSC exibindo o tamanho e as propriedades da população GO. (a) e (b) representam GO (20 µg/ml) e fluido de bainha, respetivamente. Eventos de grafeno em diferentes diluições (2, 0,2 e 0,02 µg/ml) foram adquiridos por 10 segundos a uma taxa de fluxo constante (c a e, respetivamente). O número de eventos gated em cada diluição de GO é indicado entre parêntesis (c a e). (f) representa o gráfico logarítmico entre os eventos gated (média ± SD) e as concentrações de GO. Os resultados são representativos de quatro experiências independentes.

Em seguida, avaliamos as mudanças nas caraterísticas das partículas quando o GO existia em duas concentrações diferentes (2 µg/ml e 20 µg/ml). Dez mil eventos foram adquiridos para cada diluição de grafeno a uma taxa de fluxo constante e os dados foram apresentados como histogramas FSC e SSC (não mostrado). Os histogramas em ambas as concentrações de GO pareciam idênticos e exatamente sobrepostos, descartando assim qualquer diferença nos parâmetros FSC ou SSC nas diluições declaradas. Os dados foram posteriormente analisados com recurso à estatística K-S (Van Bockstaele *et al.*, 2006), 2006). O cálculo calcula a soma dos histogramas em cada diluição e obtém a maior diferença entre eles utilizando a razão D/s(n) (consulte a secção Métodos), que é o índice de semelhança entre duas curvas. Assim, por exemplo, quando D/s(n) = 0, as populações são idênticas. A partir da análise K-S dos histogramas SSC do grafeno em ambas as concentrações, os valores de D e D/s(n) foram de 0,12 e 8,76 (P < 0,001), respetivamente, indicando uma alteração significativa na complexidade das partículas de grafeno após a diluição. Este facto pode ser indicativo de uma maior dispersão dos aglomerados de grafeno no meio após a diluição. Do mesmo modo, os valores de D e D/s(n) para o histograma FSC foram 0,09 e 6,30 (P < 0,001), respetivamente, indicando a diminuição do tamanho dos aglomerados de grafeno após a dispersão. Assim, a citometria de fluxo utilizando a análise K-S oferece uma nova perspetiva sobre a complexidade do grafeno particulado em diferentes condições experimentais, o que não é até agora discernível utilizando outros métodos existentes. A fim de estabelecer uma comparação entre as caraterísticas do GO e as de um tipo de célula com um parâmetro de gating idêntico, a citometria de fluxo foi efectuada em plaquetas de sangue humano recentemente isoladas e não estimuladas. As plaquetas são as células sanguíneas mais pequenas, com um diâmetro de 1-3 μm, que se distribuem e se ligam de forma exatamente semelhante ao grafeno no gráfico de pontos FSC-SSC (Figura 3.4, a e b). Curiosamente, foram observadas diferenças distintas entre as plaquetas e o grafeno quando os acontecimentos foram apresentados como gráficos de contorno (Figura 3.4, c a f). A forma dos contornos era dramaticamente diferente no caso do grafeno, que tinha uma distribuição assimétrica ao contrário das células (Figura 2.4, c e d). Esta observação sugere a existência de uma população assimétrica de grafeno na preparação, contrastando com a homogeneidade das plaquetas sanguíneas. Em seguida, foi utilizada a função de suavização do software para diminuir as irregularidades no perfil do gráfico de contorno (Figura 3.4, e e f) e as linhas de contorno foram calculadas com base numa densidade logarítmica de 50 %. Nas figuras 3e e f, os contornos mais interiores representam 50% da altura do pico ou da população, enquanto o contorno exterior seguinte representa 25% da altura do pico e assim por diante. As percentagens correspondentes com base na altura do pico foram 50%, 25%, 12%, 6%, 3% e 1%. Verificou-se que o contorno mais interior, que representava a maioria da população, se situava no quadrante superior direito no caso das células (Figura 3.4e), ao passo que foi deslocado para o quadrante superior esquerdo no caso da população de grafeno (Figura 3.4f). Uma vez que a deslocação para a esquerda no gráfico FSC-SSC corresponde a uma diminuição do tamanho das partículas, esta observação foi coerente com o facto de quase 75% da população de GO ter um tamanho inferior ao da dimensão média das plaquetas (1-3 μm). Isto pode ser atribuído ao facto de a maioria da população de GO ser composta por uma única ou poucas camadas atómicas, como é evidente na superfície

Geralmente, o espaçamento das linhas de contorno indica a natureza da população. A Figura 3.4e mostrou que as linhas de contorno estavam uniformemente espaçadas ou equidistantes e próximas umas das outras, indicando uma distribuição uniforme da população de plaquetas. Além disso, a distribuição assimétrica ou as linhas de contorno muito espaçadas no quadrante superior direito da Figura 3.4f sugerem um salto abrupto no tamanho do GO em cerca de 15% da população. Assim, a aplicação dos gráficos de contorno FSC-SSC forneceu informações novas e significativas sobre a distribuição da população de GO, o que não era evidente com os gráficos de pontos FSC-SSC ou com outras técnicas disponíveis.

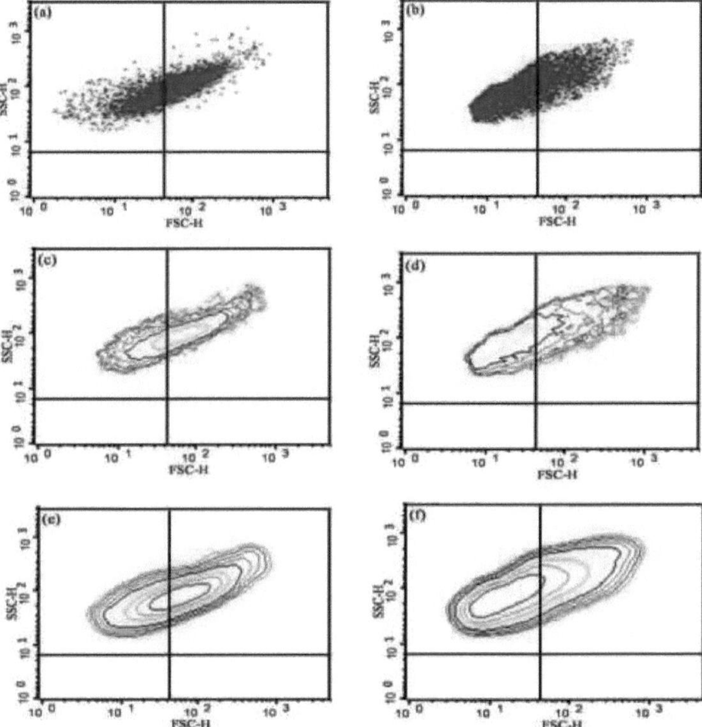


**Figura 3.4** (a) e (b) representam gráficos de pontos de plaquetas e de GO, respetivamente, sob idêntica seleção. (c) e (d) representam gráficos de contorno correspondentes de plaquetas e GO, respetivamente. (e) e (f) representam gráficos de contorno de plaquetas e GO, respetivamente, obtidos após suavização. O número de eventos analisados foi de 10.000. Os resultados são representativos de cinco experiências independentes.

### 3.2.3 Caracterização por fluorescência de folhas GO individuais

As folhas GO são dotadas de fluorescência intrínseca, que tem encontrado aplicações biológicas em áreas como a imagiologia e o desenvolvimento de sensores (Sato *et al.*, 2006; Sun *et al.*, 2008; Jung *et al.*, 2010; Liu *et al.*, 2010). Em conformidade com estes relatórios, a nossa preparação de GO apresentou um pico de emissão a 575 nm após excitação a 400 nm (Figura 3.5a). Subsequentemente, investigámos a fluorescência intrínseca de folhas GO individuais utilizando citometria de fluxo. A intensidade da emissão de fluorescência foi detectada em três detectores separados, FL1, FL2 e FL3, cada um com o seu próprio conjunto de filtros de comprimento de onda (Figura 3.5b-d). As plaquetas não fluorescentes foram analisadas como controlo. Observou-se que a população maioritária de GO apresentava uma intensidade de fluorescência mais elevada em todos os três canais de fluorescência. No entanto, a fluorescência foi relativamente mais forte na região FL3 em comparação com os canais FL2 e FL1. Verificou-se uma separação clara entre os histogramas do GO e das plaquetas no FL3, enquanto as curvas estavam mais próximas, com uma pequena sobreposição nos outros dois canais. A sobreposição dos histogramas indicou que uma pequena população de GO permaneceu não fluorescente em FL2 e FL3. Em seguida, excitámos o GO com um laser vermelho de 633 nm e obtivemos a emissão na gama do filtro FL4. Verificámos que o histograma do GO se sobrepunha ao das células (Figura 3.5e), indicando que o GO era igualmente não fluorescente como as células na gama FL4. Assim, o FL3 parece ser o ideal para o estudo das propriedades de fluorescência intrínsecas do grafeno, ao passo que uma sonda externa na gama do FL4 pode ser utilizada para a análise da dupla fluorescência (por exemplo, a interação do GO com uma população de células pode ser estudada eficazmente quando esta última é marcada com uma sonda fluorescente compatível com o FL4). Uma vez que a citometria de fluxo fornece informações sobre a distribuição da população de GO com diferentes intensidades de fluorescência, o método é mais relevante do que a espetrofotometria de fluorescência simples, que gera os dados cumulativos da amostra sem estatísticas da população.

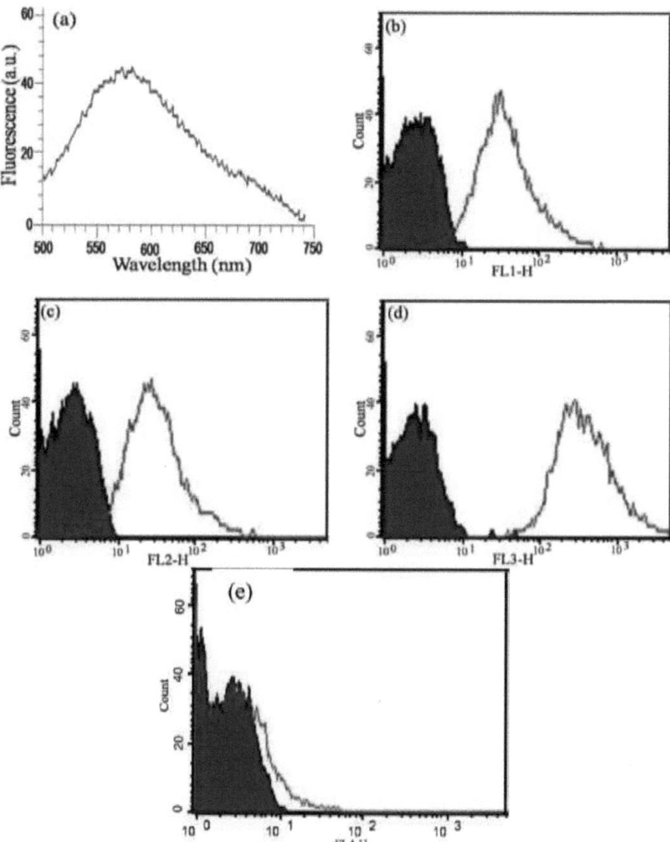


**Figura 3.5** (a) Espectro de fluorescência do GO na gama do visível. Excitação, 400 nm. (b-d) Histogramas sobrepostos de plaquetas (sombreado) e GO (não sombreado). O histograma mostra o nível de fluorescência das populações de plaquetas e de GO em quatro canais de fluorescência diferentes, conforme indicado. O número de eventos analisados em cada caso foi de 10.000. Os resultados são representativos de cinco experiências independentes.

Para caraterizar melhor a fluorescência intrínseca do GO, expusemos o material a vapor de hidrazina durante 5 minutos. O grafeno tratado com hidrazina foi deslocado para a esquerda nos histogramas sobrepostos, em comparação com as nanofolhas de GO não tratadas (Figura 3.6), o que indica uma atenuação significativa da fluorescência na presença de hidrazina. Na estatística dos histogramas, a mediana fornece uma boa indicação da tendência central da população selecionada. Foi observada uma diferença significativa nos valores da mediana entre o GO e o GO tratado com hidrazina em cada canal de fluorescência (Figura 2.6), o que confirma a extinção da fluorescência. A extinção pode ser atribuída à remoção do oxigénio após a exposição à hidrazina, levando à percolação entre as configurações $sp^2$ do GO (Goki *et al.*, 2009)

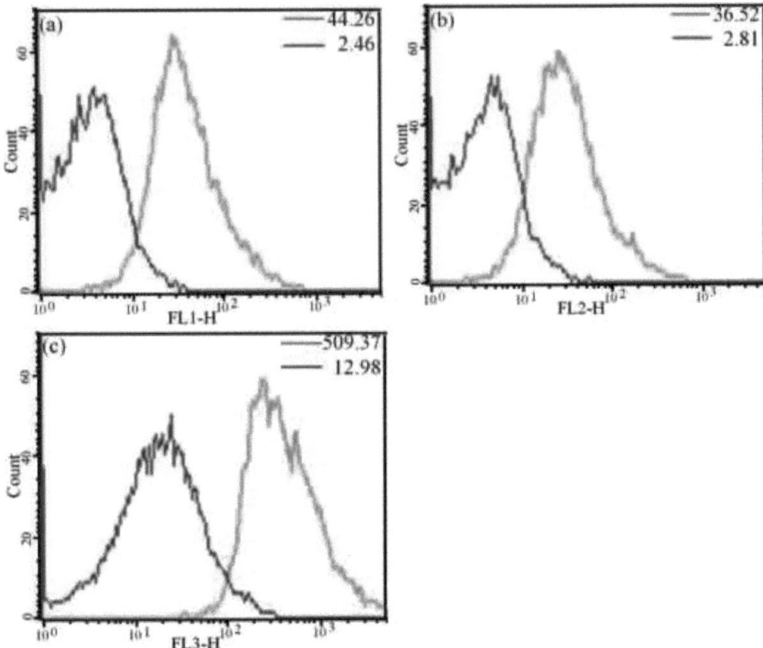


**Figura 3.6** Gráficos de histogramas de folhas GO (verde) e GO tratado com vapor de hidrazina (vermelho). O histograma sobreposto mostra o nível de fluorescência da população GO e GO tratada com vapor de hidrazina em três canais de fluorescência diferentes, conforme indicado. Os valores medianos para os GO e GO tratados com vapor de hidrazina são indicados nas caixas correspondentes. Os resultados são representativos de cinco experiências independentes.

Técnicas como o TEM e o AFM são bem conhecidas para a obtenção direta de imagens de resolução atómica das folhas GO; no entanto, estes métodos são relativamente mais caros e demorados. Os dados sobre a distribuição dos tamanhos obtidos por estes métodos baseiam-se na observação de um menor número de folhas GO, o que contrasta com a possibilidade de analisar 50 000 ou mais eventos (folhas) utilizando a citometria de fluxo. Métodos como o TEM e o AFM são subjectivos e podem ser facilmente influenciados por um observador. A citometria de fluxo tem a vantagem única de medir simultaneamente a distribuição do tamanho e as propriedades de fluorescência das folhas GO, o que não é possível com os métodos existentes. Os citómetros de fluxo avançados, equipados com um sistema de triagem de células, podem separar e recuperar diferentes populações homogéneas de GO com base no seu tamanho, nas propriedades de fluorescência ou noutros parâmetros físicos. Assim, a citometria de fluxo é mais versátil do que a TEM, a AFM e outras técnicas disponíveis em termos de rapidez, elevada sensibilidade, capacidade de avaliar simultaneamente a distribuição do tamanho e as propriedades de fluorescência, separar diferentes populações de GO e monitorizar a interação dos GO com as células (Quadro 3.1).

| | **Citometria de fluxo** | **TEM/AFM** |
|---|---|---|
| Medição do tamanho | Sim (Relativo) | Sim (Absoluto) |
| Medição da espessura | Não | Sim |
| Análise da distribuição de tamanhos | Sim<br>(Com base em dezenas de milhares de observações) | Sim<br>(Com base num máximo de algumas centenas de observações) |
| Medição de Fluorescência | Sim | Não |
| Ordenação | Sim | Não |
| Fácil manuseamento | Sim | Não |
| Rapidez de caraterização | Sim | Não |

**Tabela 3.1** Comparação do citómetro de fluxo com ferramentas de caraterização convencionais para folhas GO.

### 3.2.4 Caracterização da interação grafeno-célula

Os sinais de dispersão lateral reflectem as complexidades internas das partículas individuais e das partículas em interação e constituem uma medida fiável da extensão da interação nanomaterial-célula (Cai *et al.*,2008; Sasidharan *et al.*, 2011). Neste caso, ilustrámos a interação física entre o GO e as células sanguíneas medindo os sinais de dispersão lateral (Figura 3.7). A adição de GO às plaquetas resultou num aumento da dispersão lateral em comparação com GO não tratado, associado a um desvio para a direita do histograma sobreposto, o que sugere uma interação física profunda entre as folhas de GO e as plaquetas (Figura 3.7a). Obtiveram-se resultados comparáveis quando a dispersão lateral da população de mistura de grafeno e plaquetas foi comparada com a da população de plaquetas não tratadas. Do mesmo modo, observou-se uma maior dispersão lateral com a população de neutrófilos, reflectindo uma maior interação profunda entre o grafeno e as células (Figura 3.7b).

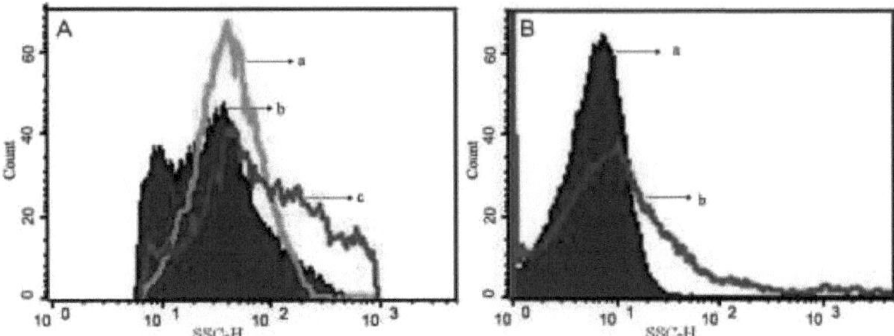


**Figura 3.7** A. Histogramas sobrepostos de (a) plaquetas (verde não sombreado), (b) GO (sombreado) e (c) conjugado GO-plaquetas (vermelho não sombreado). B. Histograma sobreposto de (a) neutrófilos (sombreado), (b) conjugado GO-neutrófilos (vermelho não sombreado). O número de eventos analisados em cada caso foi de 10.000. Os resultados são representativos de três experiências independentes.

Uma vez que o GO possui uma fluorescência intrínseca que provoca um forte sinal no canal FL3 do citómetro de fluxo, sem fluorescência detetável no FL4, pode ser explorado para estudar a interação grafeno-células por citometria de fluxo. Explorámos aqui a interação entre folhas de GO e plaquetas. A fim de ilustrar a interação entre as folhas GO e as plaquetas, marcámos as plaquetas com anticorpo anti-CD41a conjugado com aloficocianina (APC), que emitiu um sinal robusto no canal FL4 e nulo no canal FL3 (Figura 3.8b). Os parâmetros FL3 e FL4 do GO e da população de plaquetas foram adquiridos nos quadrantes de aquisição do gráfico de pontos. Quando o GO (5 µgml) foi co-incubado com plaquetas marcadas com APC (0,5 × 108/ml) à temperatura ambiente durante 10 minutos, a maioria dos eventos deslocou-se para o quadrante superior direito (de quase nulo para 70%) (Figura 3.8c), o que sugere uma interação física profunda entre as folhas GO e as plaquetas. No entanto, cerca de 30% dos eventos ainda permaneciam no quadrante superior esquerdo (Figura 3.8c), o que representava folhas GO livres. Podíamos induzir a população GO restante a formar complexos com as plaquetas adicionando incrementos de células à mistura de incubação, o que resultou num declínio progressivo dos eventos no quadrante superior esquerdo e num aumento concomitante do sinal no quadrante superior direito (Figura 3.8d-e).

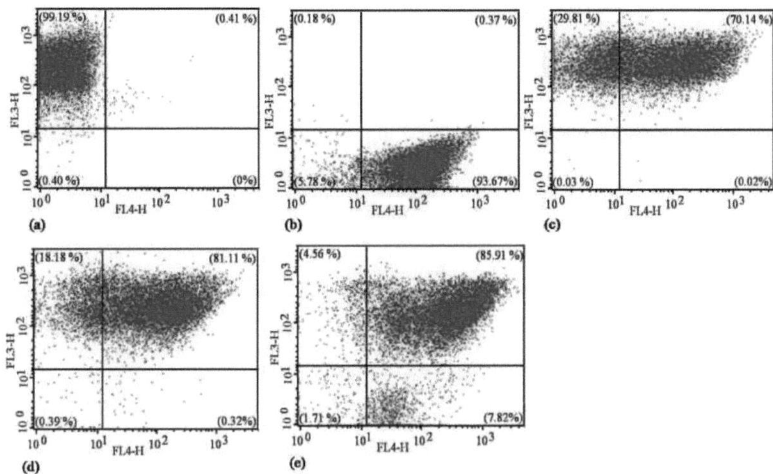


**Figura 3.8** Parâmetros FL3-FL4 nos quadrantes de aquisição do dot plot que mostram as interações GO-plaquetas. a, população GO; b, plaquetas marcadas com APC; c, d e e, co-incubação de GO (5 μg/ml) ComdifFerentesdiluiçõesdeplaquetasmarcadascomAPC(0,5, 1 e 2× 108/ml, respetivamente).

O número de eventos analisados para cada população foi de 10.000. O número entre parêntesis em cada quadrante representa a percentagem do total de eventos gated no respetivo quadrante. Os resultados foram representativos de cinco experiências independentes.

A interação grafeno-neutrófilo foi também explorada e caracterizada através da exploração da propriedade de fluorescência do grafeno por citometria de fluxo (Figura 3.9). Os resultados demonstraram claramente que, após a interação do neutrófilo com o grafeno, o neutrófilo adquiriu a fluorescência (FL3-H) do GO. Foi observado um ganho de fluorescência de cerca de 22% (Figura 3.9b).

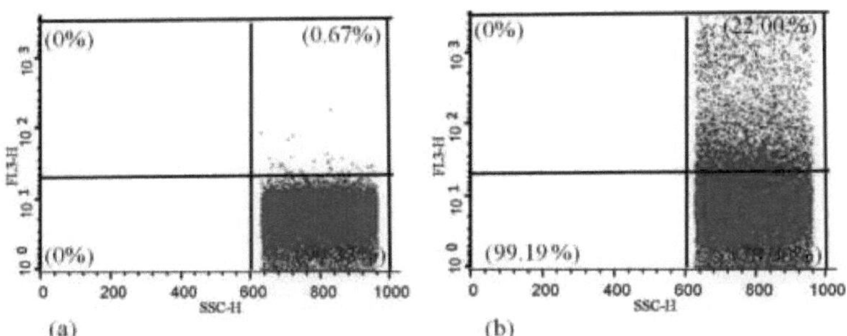


**Figura 3.9** Gráfico de pontos SSC-FL3 mostrando as interações GO-neutrófilos (a) representa a população de neutrófilos e (b) representa as populações de conjugados GO-neutrófilos. O número dentro de

parêntesis em cada quadrante representa a percentagem do total de eventos gated no respetivo quadrante. Os resultados são representativos de três experiências independentes.

### 3.3 Conclusões

A citometria de fluxo pode encontrar um nicho importante na investigação de nanotecnologias que envolvam GO, se não o for noutras partículas à escala nanométrica habitualmente estudadas. Devido à sua capacidade única de obter sinais de emissão de fluorescência por dispersão e multicanal provenientes de folhas individuais de GO, esta abordagem acrescentaria uma nova dimensão aos métodos convencionais de caraterização do grafeno. A interação física adicional entre o grafeno e as células sanguíneas pode ser estudada e caracterizada de forma convincente por citometria de fluxo. A dispersão lateral e os sinais de fluorescência intrínsecos das folhas de GO podem ser explorados para medir a extensão da interação grafeno-célula. Além disso, um citómetro de fluxo com capacidade de triagem pode ser utilizado para classificar e recuperar diferentes subpopulações de uma preparação de GO com base em parâmetros como o tamanho, as caraterísticas físicas ou o rendimento de fluorescência, abrindo assim imensas possibilidades de aplicação com esta ferramenta versátil.

**Capítulo 2**

## 4. Propriedade indutora de trombos de folhas de óxido de grafeno atomicamente finas

> *O GO induz a ativação das plaquetas*

> *Através da libertação de cálcio livre intracelular das reservas citosólicas e da ativação de proteínas tirosina-quinases não-receptoras da família Src nas plaquetas*

> *A administração intravenosa de GO induz um tromboembolismo pulmonar extenso em ratinhos*

> *O carácter pró-trombótico do GO depende da distribuição da carga superficial*

> *O GO é altamente tóxico devido à sua propriedade indutora de trombos*

## 4.1 Introdução

Os nanomateriais à base de carbono têm sido amplamente explorados devido às suas notáveis propriedades físicas, químicas e biológicas (Zhou *et al.*,2008; Kam *et al.*, 2005; Krueger, 2008; Holt *et al.*, 2007; Huang *et al.*, 2007). Recentemente, o óxido de grafeno (GO), um derivado de grafeno fortemente oxigenado com elevada estabilidade em dispersão aquosa, atraiu um enorme interesse entre os investigadores biomédicos (Liuet *al.*,2008;Wang *et al.*, 2009 Kang *et al.*, 2009; Mohanty e Berry, 2008). Foram sugeridas potenciais aplicações de GO nos domínios da imagiologia celular e da administração de medicamentos (Liuet *al.*,2008; Sun *et al.*, 2008; Peng *et al.*, 2010). Além disso, relatórios recentes têm implicado o GO em estratégias terapêuticas antibacterianas (Huet *al.*, 2010; Akhavan e Ghaderi, 2010) e antitumorais (Yang *et al.*, 2008). A biocompatibilidade das nanofolhas de GO abre possibilidades para a sua aplicação direta em dispositivos biológicos, no diagnóstico clínico e na eletroquímica (Liu *et al.*, 2010). A utilização crescente de GO suscitou assim a necessidade de estabelecer um paradigma para prever com precisão a sua citotoxicidade em sistemas biológicos.

A literatura está repleta de relatos de que os nanomateriais de carbono podem causar inflamação, fibrose e granulomas epitelióides nos pulmões (Mangum *et al.*, 2006; Shvedova *et al.*, 2008; Warheit *et al.*, 2004; Lynch *et al.*, 2007; Poland *et al.*, 2008), citoxicidade celular (Jia *et al.*, 2005), e anomalias cardiovasculares (Muller *et al.*,2005; Radomski *et al.*,2005),Foi também demonstrado que os nanotubos de carbono induzem o fator de transcrição fator *nuclear-κB* em queratinócitos humanos (Manna *et al.*,2005) e a atividade plaquetária(Radomski *et al.*, 2005; Bihari *et al.*, 2010; Semberova *et al.*, 2009). Tendo em conta a crescente aplicação do GO, é de extrema importância determinar o seu efeito em vários componentes sanguíneos, incluindo as plaquetas, que têm um papel central na patogénese de condições potencialmente fatais como o AVC e o enfarte do miocárdio (Saller *et al.*,2008; Badruddin *et al.*,2009; Weston e Rao, 2003). Aqui relatamos pela primeira vez que o GO pode potencialmente ativar as plaquetas e induzir a agregação mediada pela integrina $\alpha IIb\beta 3$ e a adesão das células ao fibrinogénio imobilizado. A agregação plaquetária na presença de GO foi associada a uma fosforilação significativa das proteínas plaquetárias em resíduos de tirosina, atribuível à regulação positiva da atividade da *Src* quinase, e à libertação de cálcio das reservas intracelulares. A indução de tromboembolismo pulmonar em ratinhos confirmou a natureza pró-trombótica do GO. Estudos realizados com GO e GO reduzido (RGO) revelaram que a distribuição de cargas na superfície do GO tem um papel importante na ativação das plaquetas.

## 4.2 Resultados e discussão

### 4.2.1 Caracterização de GO e RGO

Preparámos folhas de GO de uma ou poucas camadas na ordem dos 0,2 a 5 µm, como revelado pelos estudos de caraterização da superfície (Figura 4.1). As folhas de GO de duas camadas foram as espécies mais prevalecentes nas amostras de GO esfoliadas quimicamente. Foi realizada uma microscopia eletrónica de transmissão de alta resolução detalhada (HR-TEM) para examinar a cristalinidade e a qualidade das folhas GO. Uma folha de GO em bicamada (duas camadas de folhas de grafeno separadas por 0,40 ± 0,02 nm) foi claramente observada na informação suplementar da Figura 4.1b (denotada na região vermelha), o que foi confirmado pela transformada rápida de Fourier (FFT) 2D (inserida na Figura 4.1b) realizada na região (denotada pelo quadrado verde) da Figura 4.1a. A FFT de uma única rede hexagonal de grafeno produz seis pontos com um espaçamento de 0,21 ± 0,05 nm, o que corresponde a uma única camada (Singh *et al.*, 2010). Neste caso, a FFT mostrou dois conjuntos de hexágonos (12 pontos) que se assemelham diretamente a folhas de grafeno de duas camadas. A Figura 4.1d representa a imagem reconstruída da Figura 1c por filtragem no domínio da frequência para remover ruído indesejado, que revela claramente um padrão Moiré de folhas de grafeno de duas camadas (Singh *et al.*, 2010; Miller *et al.*, 2010). As observações anteriores confirmaram a qualidade cristalina perfeita das folhas de GO na nossa preparação. Os espectros FTIR revelaram a presença de grupos oxigenados no GO e de grupos funcionais reduzidos no RGO (Figura 4.1e).

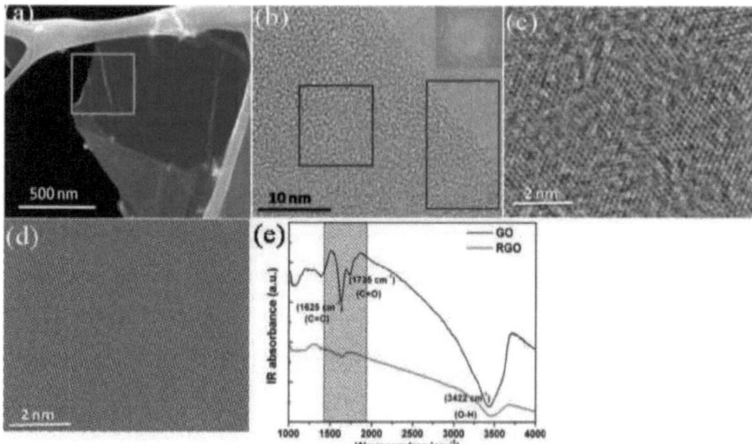


**Figura 4.1** (a) Imagem TEM de campo luminoso da folha de GO suspensa numa grelha de cobre revestida a carbono. (b) Imagem HR-TEM da folha de GO. Foi efectuada uma transformada rápida de Fourier (FFT) 2D (inserida na Figura 3.1b) na região verde da Figura 4.1a, mostrando a cristalinidade perfeita da folha de GO. (c) Imagem HR-TEM revelada a partir da região azul da Figura 4.1b. (d) Imagem reconstruída da Figura 3.1c através de filtragem no domínio da frequência para

remover ruídos indesejáveis e obter mais
clarificação. (e) Análise FTIR do GO confirmando a presença de grupos carboxílicos (~1735 $cm^{-1}$).

### 4.1.1 Efeito do GO nas funções plaquetárias

A adição de GO a uma suspensão de plaquetas humanas recém-isoladas (0,5-0,8 × $10^9$ células/ml)induziu a agregação celular após agitação a 37° C de uma forma dependente da concentração (Figura 3.2a). A 2 µg/ml a agregação induzida por GO foi ainda mais forte do que a induzida por trombina (1 U/ml), um dos mais potentes agonistas plaquetários. Para verificar o efeito do GO em plaquetas humanas suspensas em meio fisiológico, a agregação foi induzida em sangue total e medida por impedância eletrónica. O GO também estimulou a agregação plaquetária no sangue total de uma forma dependente da dose (Figura 4.2b).

Após a ativação, as plaquetas recrutam plaquetas adicionais para o trombo em crescimento através da libertação local de ADP e tromboxano A2, que estimulam as plaquetas próximas através da potenciação da ação da trombina. Para verificar a contribuição destes agonistas na agregação plaquetária induzida pelo GO, pré-incubámos as células com apirase (10 U/ml), um eliminador de ADP, ou aspirina (1 mM), inibidor da ciclo-oxigenase. A aspirina não teve qualquer efeito sobre a agregação plaquetária induzida pelo GO, enquanto a apirase conseguiu atenuar a agregação em apenas 15 ± 3% (dados não mostrados), excluindo assim uma contribuição significativa destes mediadores secundários. No entanto, a agregação plaquetária induzida por GO foi significativamente atenuada por U73122 (87 ± 5%) e Ro-31-8425 (80 ± 3%), inibidores específicos da fosfolipase C (PLC) e da proteína quinase C (PKC), respetivamente, (Figura 4.3), implicando assim o eixo PLC-PKC na sinalização mediada por GO.

O fibrinogénio teve de ser segregado dos grânulos das plaquetas para estabelecer a agregação das células suspensas em tampão. Por conseguinte, perguntámos se a agregação plaquetária na presença de GO estava associada à libertação do conteúdo dos grânulos plaquetários. A secreção de nucleótidos de adenina pelas plaquetas foi investigada concomitantemente com a agregação como um índice de libertação dos corpos densos das plaquetas. Tanto o GO como a trombina induziram a libertação do conteúdo dos grânulos densos em paralelo com a agregação plaquetária (Figura 4.2a), embora o efeito do GO na secreção fosse muito mais fraco do que o seu efeito estimulador na agregação. A exposição da P-selectina (CD62P) na membrana superficial, um marcador da libertação do conteúdo dos grânulos alfa, foi subsequentemente estudada por citometria de fluxo utilizando um anticorpo marcado com fluorescência. Como esperado, a trombina (1 U/ml) mostrou um aumento de oito vezes na expressão superficial da P-selectina (Figura 4.2c, traçado 4). No entanto, o GO, em concentrações mais elevadas (5 e 20 µg/ml), só conseguiu induzir um aumento de 0,8% e 9% na expressão de P-selectina, respetivamente (Figura 4.2c, traçados 2 e 3). Assim, o GO foi significativamente menos potente do que a trombina para provocar a libertação dos grânulos das plaquetas. Estas observações sublinham a existência de diferentes vias de sinalização que conduzem a respostas diversas em plaquetas estimuladas (Charo *et al.*, 1977; Pula *et al.*, 2006).

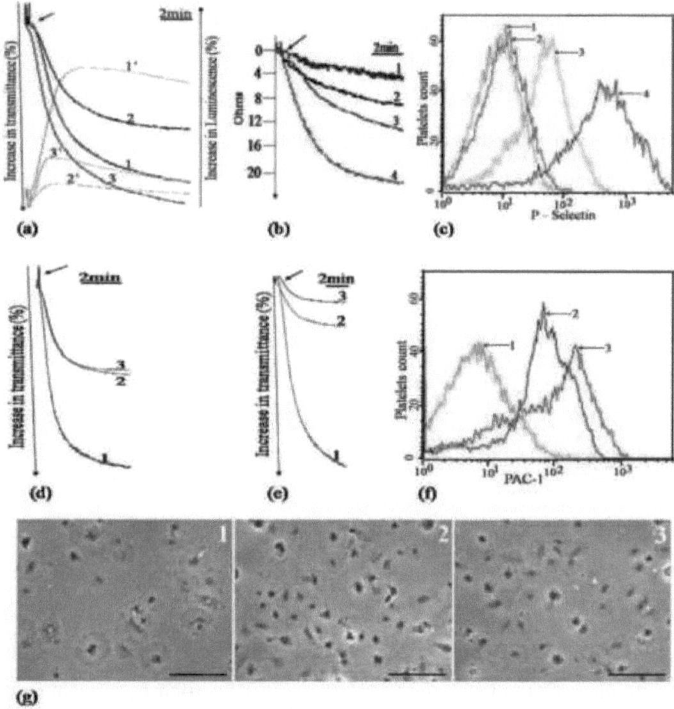


**Figura 4.2** Estimulação plaquetária por GO e trombina. (a) Os traços 1, 2 e 3 denotam a agregação de plaquetas lavadas induzida por trombina (1 U/ml), GO (1 µg/ml) e GO (2 µg/ml), respetivamente. A secreção de corpos densos de plaquetas correspondente é indicada pelos traçados 1', 2' e 3', respetivamente. (b) Os traços 1 a 4 denotam a agregação plaquetária no sangue total (estudada por impedância eletrónica) na presença de 5, 10, 20 e 25 µg/ml de GO, respetivamente. (c) Análise citométrica de fluxo da exposição de P-selectina em plaquetas tratadas com trombina ou GO. 1, plaquetas em repouso; 2, plaquetas estimuladas por GO (5 µg/ml); 3, plaquetas estimuladas por GO (20 µg/ml); 4, plaquetas activadas por trombina (1 U/ml). (d e e) Agregação de plaquetas pré-tratadas com EGTA (6 mM) (traços 2), RGDS (0,5 mM) (traços 3) ou tampão (traços 1), seguida de estimulação com GO (2 µg/ml) (d) ou trombina (1 U/ml) (e). (f) Análise citométrica de fluxo da ligação do PAC-1 às plaquetas. 1, plaquetas em repouso; 2, plaquetas activadas por trombina (1 U/ml); 3, plaquetas estimuladas por GO (2 µg/ml). (g) Adesão e espalhamento de plaquetas em fibrinogénio imobilizado. 1, plaquetas não tratadas;2, plaquetas tratadas com GO (2 µg/ml)-estimuladas; 3, plaquetas tratadas com trombina (1 U/ml)-estimuladas. Barras de escala, 10 µm. Os resultados apresentados são representativos de cinco experiências individuais.

A agregação plaquetária baseia-se na interação entre as integrinas αIIbβ3 da superfície celular e o fibrinogénio solúvel. A agregação induzida pela trombina foi quase completamente inibida (em 90 ± 5%) pelo EGTA, quelante de $Ca^{2+}$ extracelular que dissocia as subunidades da integrina (White e Escolar, 2000) (Figura 4.2e, traçado 2), ou pelo tetrapeptídeo Arg-Gly-Asp-Ser (RGDS), inibidor competitivo da ligação do fibrinogénio (Figura 4.2e, traçado 3), validando a afirmação de que a trombina provocou uma interação estável fibrinogénio-integrina. Curiosamente, o EGTA ou o RGDS só conseguiram inibir a agregação plaquetária induzida pelo GO em 50 ± 3% (Figura 4.2d), levantando a possibilidade de as folhas de GO poderem ter um efeito aglutinante sobre as plaquetas, o que contribuiria parcialmente para a agregação plaquetária global observada na presença de GO. A interação direta GO-plaquetas apresentada nas Figuras 3.7 e 3.8 (ver capítulo 1) também apoiou esta

Esta afirmação. Este facto pode explicar

também o grande aumento da transmitância da luz induzida pelo GO na ausência do

correspondente correspondente libertação dos grânulos grânulos

ao contrário do que acontece com a trombina.

Os agonistas induzem alterações conformacionais nas integrinas αIIbβ3 da superfície das plaquetas (sinalização de dentro para fora), tornando-as competentes para a ligação de alta afinidade ao fibrinogénio. Para compreender se o GO também provocava uma sinalização de dentro para fora que conduzisse à agregação plaquetária, as plaquetas foram incubadas com o anticorpo monoclonal PAC-1, que reconhece seletivamente a conformação de alta afinidade da αIIbβ3(Shattil *et al.*,1985). A exposição ao GO (2 μg^z^ml) aumentou significativamente a ligação do PAC-1 às plaquetas (Figura 4.2f, curvas 1 e 3), cuja extensão foi ainda maior do que a provocada por 1 U/ml de trombina (Figura 4.2f, curva 2), indicando que o GO aumentou a ligação do fibrinogénio às integrinas plaquetárias. Como se verificou que o GO induzia uma resposta agregadora robusta parcialmente mediada pelo fibrinogénio solúvel, perguntámos se também poderia modular a interação das plaquetas com o fibrinogénio imobilizado. Como esperado, as plaquetas pré-tratadas com trombina apresentaram uma maior adesão ao fibrinogénio (Figura 4.2g, painel 3). O pré-tratamento de plaquetas com GO (2 μg/ml) também mostrou um aumento de quase duas vezes no número de células aderidas à matriz de fibrinogénio em todos os campos examinados (Figura 4.2g, painel 2), enquanto a adesão à matriz de poli-L-lisina não foi afetada pelo tratamento com GO (não mostrado), reflexo de uma maior interação integrina-fibrinogénio após exposição ao grafeno.

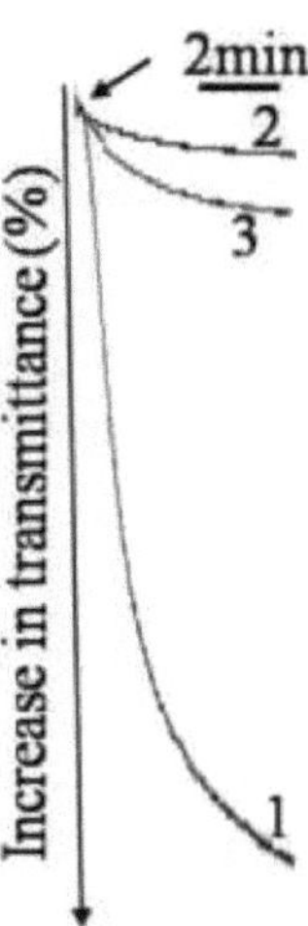


**Figura 4.3** (a) Papel do eixo PLC-PKC na agregação plaquetária induzida por GO. As plaquetas foram pré-tratadas com U73122 (20 μM, traços 2), Ro-31-8425 (5 μM, traços 3) ou tampão (traços 1). A agregação foi induzida pela adição de GO (2 μg/ml).

**4.1.2 Fosfoproteoma de tirosina de plaquetas tratadas com GO**

A ativação das plaquetas está associada à fosforilação de múltiplas proteínas citosólicas em resíduos de tirosina (Golden *et al*, 1990). Para compreender a base molecular do grafeno-

Para avaliar a reatividade plaquetária induzida pelo GO, estudámos o fosfoproteoma da tirosina em plaquetas tratadas com GO. GO (2 μg/ml) evocou a fosforilação de múltiplas proteínas na tirosina em plaquetas agitadas (agregadas) e não agitadas, enquanto as células não tratadas (em repouso) tinham apenas alguns peptídeos fosforilados (Figura 4.4a, pistas 1, 3 e 4, respetivamente). A indução da fosforilação de proteínas em plaquetas não agitadas foi consistente com o efeito direto do GO na sinalização plaquetária independente do envolvimento da integrina αIIbβ3. A trombina (1 U/ml) também estimulou a fosforilação de várias proteínas em tirosina (Figura 4.4a, pista 2), tal como amplamente referido. Curiosamente, uma proteína de 72 kDa apresentou uma fosforilação significativamente mais elevada nas plaquetas tratadas com GO, e não com trombina.

As plaquetas humanas expressam uma quantidade significativa de proteínas tirosina quinases não-receptoras da família *Src*, bem como da syk quinase, cujas actividades são aumentadas por agonistas fisiológicos. A fim de implicar cinases individuais na fosforilação da tirosina induzida por GO, pré-incubámos as células com PP2 e piceatannol, inibidores específicos de *Src* e syk, respetivamente, ou DMSO (veículo), seguido de um desafio com GO. Ambos os inibidores, PP2 e piceatanol, provocaram uma atenuação significativa da fosforilação proteica global mediada pelo GO em 50 ± 5% e 43 ± 2%, respetivamente, (Figura 4.4b, pistas 3 e 5, respetivamente) em comparação com as plaquetas tratadas com GO (Figura 4.4b, pista 2), associando assim as actividades das cinases *Src* e syk a eventos de fosforilação a jusante de GO. A PP3, um análogo inativo da PP2, foi menos eficaz na inibição da fosforilação (Figura 4.4b, pista 4). Em apoio a estes dados, medimos os níveis de expressão de *Src* pTyr-529 em plaquetas tratadas com GO utilizando um anticorpo fosfo-específico. *A Src* é mantida num estado de auto-inibição nas células em repouso por interações intramoleculares que envolvem o resíduo pTyr-529, cuja desfosforilação resulta num aumento da atividade da cinase (Obergfell *et al.*, 2002). Verificámos que *a Src* pTyr-529 estava significativamente diminuída (em 70 ± 5%) nas plaquetas tratadas com GO em comparação com as células não tratadas (Figura 4.4c), o que sugere uma estimulação *da Src* na presença de GO. No entanto, não observámos alterações recíprocas em Y418, o local de fosforilação ativador em *Src* (não mostrado).

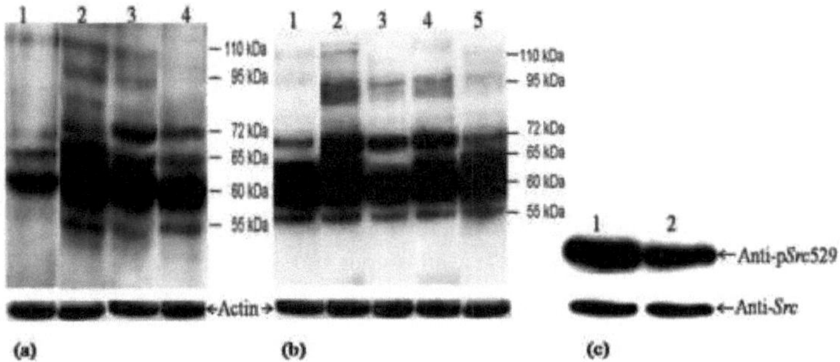


**Figura 4.4** Efeito do GO no fosfoproteoma de tirosina das plaquetas. (a) O GO induz a fosforilação da tirosina nas proteínas das plaquetas. Faixa 1, plaquetas em repouso; faixa 2, plaquetas agregadas com trombina (1 U / ml); faixas 3 e 4, GO (2 µg/ml) - plaquetas agitadas (agregadas) e não agitadas, respetivamente. Painel inferior, correspondente actina corada com Coomassie indicativo de carga proteica igual. (b) Efeito dos inibidores de *Src* e Syk no fosfoproteoma de tirosina em plaquetas estimuladas por GO. Faixa 1, plaquetas em repouso; faixas 2-5, plaquetas agitadas tratadas com GO (2 µg/ml) pré-incubadas com DMSO (faixa 2), PP2 (faixa 3), PP3 (faixa 4) e piceatannol (faixa 5). Painel inferior, correspondente actina corada com Coomassie indicativo de igual carga proteica. (c) Conteúdo de *Src* pTyr-529 em plaquetas em repouso (pista 1) e tratadas com GO (2 µg/ml) (pista 2) estudado usando um anticorpo fosfo-específico. O painel inferior exibe o conteúdo de *Src*, indicativo de carga de proteína igual nas pistas. Os resultados apresentados são representativos de 4 experiências independentes.

### 4.2.4 Efeito do GO no cálcio citosólico das plaquetas

O $Ca^{2+}$ é um regulador crítico da sinalização intracelular que afecta as funções das plaquetas. Para elucidar os detalhes moleculares subjacentes à sensibilidade das plaquetas ao GO, estudámos o efeito do GO no $Ca^2$ citosólico das plaquetas+ , $[Ca^{2}+]_{(i)}$. O GO (2 µg/ml) evocou um aumento inicial do $[Ca^{2+}]_i$ em mais de 5 vezes o valor de repouso, seguido de um plateau (Figura 4.5a, traçado 2), que foi semelhante ao efeito da trombina no fluxo de cálcio intracelular das plaquetas (Figura 4.5a, traçado 1). Sabe-se que a trombina mobiliza $Ca^{2+}$ das reservas citosólicas através da ação do inositol trisfosfato (IP3), que é gerado pela atividade enzimática da PLCβ.

Para compreender o mecanismo do aumento do $[Ca^{2+}]_i$ plaquetário mediado pelo GO, pré-tratámos separadamente as plaquetas com inibidores específicos da PLC (U73122), ou da PKC (Ro-31-8425), ou com borato de 2-aminoetoxidifenilo (2-APB), um antagonista dos receptores IP3. Cada um destes reagentes suprimiu significativamente o aumento do cálcio intracelular das plaquetas induzido pelo GO (Figura 4.4b), implicando assim o eixo PLC-IP3/diacilglicerol-$Ca^{2+}$/PKC na sinalização desencadeada pelo GO. Sabe-se que o aumento do nível de monofosfato de adenosina cíclico intracelular (AMPc) inibe a ativação plaquetária ao proibir a mobilização de $[Ca^{2+}]_i$ (Soslau *et al.*, 1995).Para definir melhor a sinalização

Para regular a estimulação plaquetária induzida pelo GO, as plaquetas foram tratadas com 5 mM de AMPc dibutiril, um análogo não hidrolisável do AMPc permeável à membrana. O AMPc dibutiril inibiu significativamente (75 ±5%) a agregação plaquetária induzida por GO (Figura 4.5c), implicando um papel regulador do AMPc na sinalização do grafeno semelhante ao da trombina.

**4.2.5 Efeito do GO na produção de espécies reactivas de oxigénio (ROS)**

Como as ROS têm um papel central na sinalização plaquetária (Krotz *et al.*, 2004), perguntámos se o GO poderia provocar a geração de ROS nas plaquetas. As plaquetas carregadas com $H_2DCF/DA$ (20 μM) foram expostas a diferentes concentrações de GO a 37° C durante 10 min e as alterações na fluorescência foram registadas. Os resultados mostraram um aumento dependente da dose na intensidade da fluorescência induzida pelo GO (Figura 4.5d), consistente com a estimulação da produção de ROS. Em alta concentração (20 μg/ml), o GO elevou as ROS citosólicas das plaquetas a um nível comparável ao alcançado com $H_2O_2$ (10 μM), que foi completamente eliminado pelo redutor N-

acetilcisteína (NAC) (Figura 4.5d).

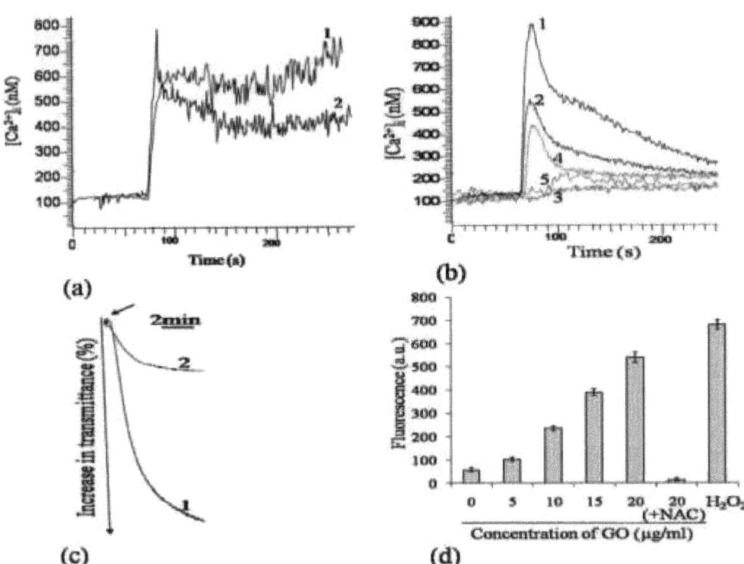


**Figura 4.5** Reguladores moleculares da sinalização plaquetária mediada por GO. (a) Fluxo de cálcio intracelular em plaquetas estimuladas por trombina e GO. As plaquetas carregadas com Fura-2 foram tratadas com trombina (1 U / ml) (traçado 1) ou com GO (2 µg/ml) (traçado 2) na presença de cálcio extracelular (1 mM). (b) Aumento do cálcio intracelular induzido por GO em plaquetas pré-tratadas com U73122 (10 µM, traçado 2; 20 µM, traçado 3), APB (5 µM, traçado 4), Ro-318425 (5 µM, traçado 5) ou veículo (traçado 1) na presença de EGTA (2 mM) (c) Efeito do dibutiril cAMP (5 mM) na agregação plaquetária induzida por GO (2 µg/ml). Os traços 1 e 2 denotam agregação na ausência e presença de AMP cíclico dibutiril, respetivamente. (d) GO aumentou a geração de ROS em plaquetas de maneira dependente da concentração. As plaquetas carregadas com H2DCF (controlo e tratadas com GO) foram tratadas com diferentes concentrações de GO, $H_2O_2$(10 µM) e NAC (1 µM), como indicado. A fluorescência foi registada a 530 nm (excitação, 500 nm). O resultado foi representativo de 5 experiências independentes (média ± SD).

### 4.2.6 Efeito do GO no citoesqueleto plaquetário

A ativação das plaquetas por agonistas fisiológicos como a trombina está associada a uma reorganização extensiva do citoesqueleto baseado na actina. Para descobrir se o GO poderia modular o citoesqueleto plaquetário, o conteúdo de actina polimerizada foi avaliado em plaquetas marcadas com faloidina-FITC. Trombina (1 U/ml)e GO (2 µg/ml) evocaram 13 ± 0,8% e 11 ± 0,5% de aumento no conteúdo de filamentos (F)-actina, respetivamente (Figuras 4.6, traçados 2). O pré-tratamento com citocalasina D, um agente bloqueador de extremidade farpada, impediu a formação de filamentos de actina induzida

pela trombina mas não pelo GO (Figuras 4.6, traçados 3), o que sugere a polimerização da actina nas extremidades pontiagudas dos filamentos nas plaquetas tratadas com GO.

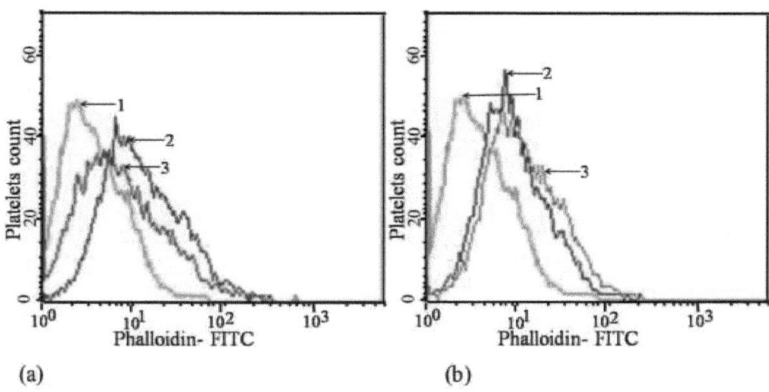


**Figura 4.6** Efeito do GO no conteúdo de F-actina das plaquetas. As plaquetas marcadas com Phalloidin-FITC foram estimuladas com trombina (1 U / ml) (Figura 4.6a, traçado 2) ou GO (2 µg/ml) (Figura 4.6b, traçado 2). O traçado 3 em cada figura representa plaquetas pré-tratadas com citocalasina D (10 µM), seguidas de exposição à trombina ou GO. Traçado 1, plaquetas em repouso. O resultado foi representativo de 3 experiências independentes.

### 4.2.6 Efeito do GO na integridade da membrana plaquetária

Posteriormente, explorámos os possíveis efeitos tóxicos do GO, examinando a fuga de lactato desidrogenase (LDH) das plaquetas. O GO (5 a 20 µg/ml) não provocou uma libertação significativa de LDH do citosol das plaquetas (Figura 4.7a), excluindo assim a possibilidade de violação da integridade da membrana. Pelo contrário, a exposição das plaquetas ao detergente digitonina (30 µM) provocou a extrusão de mais de 90% da LDH. Para caraterizar melhor o efeito do GO na membrana das plaquetas, estudámos a afinidade do 1-anilino-8-naftaleno sulfonato (ANS), uma sonda fluorescente aniónica, em relação à membrana das plaquetas. Após a ligação, o pico de emissão de ANS foi deslocado para azul de 520 para 480 nm, acompanhado de um aumento da intensidade. O pré-tratamento das plaquetas com GO (1 e 2 µg/ml) não teve efeito na intensidade da fluorescência da ANS. No entanto, a exposição a concentrações mais elevadas de GO (5, 10 e 20 µg/ml) foi associada a uma diminuição significativa da fluorescência do SNA (Figura 4.7b), sugestiva de alteração da desordem da membrana plaquetária ou da carga superficial em concentrações mais elevadas de GO.

Em seguida, examinamos o potencial transmembrana mitocondrial ($\Delta\psi_m$) por citometria de fluxo em plaquetas tratadas com GO marcadas com JC-1. O rácio de fluorescência reduzido (FL2 / FL1) é consistente com o colapso de $\Delta\psi_m$ durante a apoptose. GO, em concentrações de até 2 µg/ml, não teve efeito na razão JC-1 FL2/FL1. No entanto, o rácio diminuiu progressiva e significativamente com o aumento da concentração de GO (5-20 µg/ml) (Figura 4.7c). Como esperado, o protonóforo, carbonil cianeto 3-clorofenil-hidrazona (CCCP), provocou um colapso significativo de $\Delta\psi_m$ para o nível alcançado com 20 µg/ml GO (Figura 4.7c). Estas observações foram consistentes com a indução de apoptose em plaquetas após exposição a alta concentração de GO na ausência de evidência de necrose (sem quebra na integridade da membrana). Assim, o GO comporta-se como agonistas fisiológicos, que demonstraram estimular eventos apoptóticos nas plaquetas (Lin *et al.*, 2009).

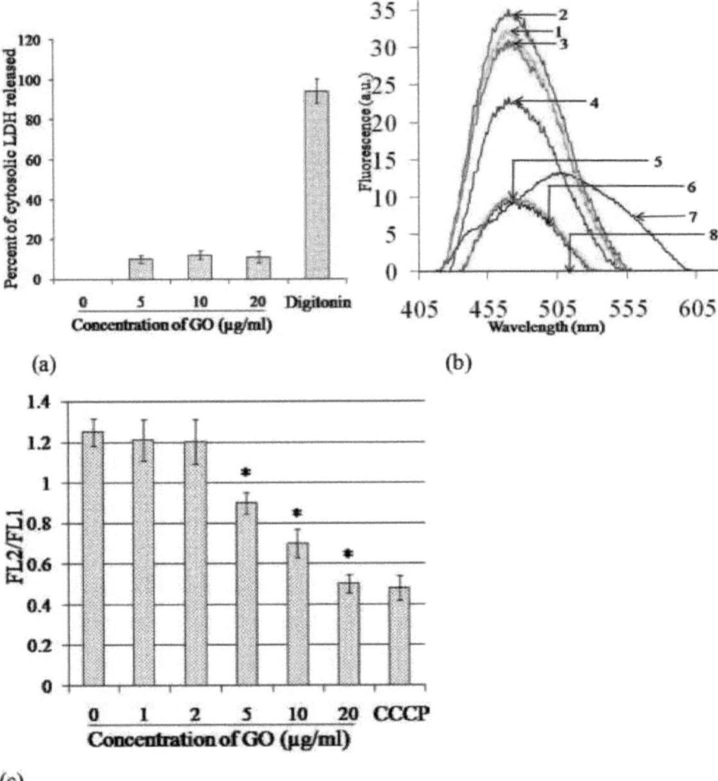


**Figura 4.7** (a) Efeito do GO na integridade da membrana plaquetária. A fuga de LDH do citosol plaquetário foi estudada na presença de diferentes concentrações de GO, conforme indicado, ou de digitonina (30 µM). b) Ligação de ANS à membrana plaquetária. Traçado 1, ANS ligado a plaquetas de controlo; traçados 2, 3, 4, 5 e 6, ANS ligado a plaquetas pré-tratadas com 1, 2, 5, 10 e 20 µg/ml GO, respetivamente; traçado 7, ANS livre, e traçado 8, plaquetas não marcadas; excitação, 380 nm. (c) Efeito do GO no potencial transmembrana mitocondrial. As plaquetas foram pré-tratadas com concentrações crescentes de GO, conforme indicado, ou com CCCP (10 µM), seguidas de incubação

com 10 µM JC-1 durante 15 minutos a *37° C* no escuro. As células foram analisadas por citometria de fluxo. Os resultados foram representativos de cinco experiências independentes (média ± SD). (*P valor < 0,05 em comparação com o grupo de controlo).

### 4.2.8 Caracterização da interação grafeno-plaquetas

Uma vez que o GO possui uma fluorescência intrínseca que provoca um sinal forte no canal FL3 do citómetro de fluxo (Singh *et al.*, 2011), sem fluorescência detetável no FL4, pode ser explorado para estudar a interação grafeno-células por citometria de fluxo (analisada em pormenor no capítulo 1, secção 3.2.4).

### 4.2.9 Efeito do grafeno nos detalhes ultra-estruturais das plaquetas

Há relatórios recentes que sugerem uma correlação entre o grau de funcionalização dos nanotubos de carbono e os efeitos citotóxicos daí resultantes (Magrez *et al.*, 2006; Sayes *et al.*, 2006). A topografia da superfície dos substratos de nanocarbono tem uma influência profunda na sua interface com as células vivas (Agarwal *et al.*, 2010). Em apoio a este facto, as folhas de GO com tamanhos pequenos (10-30 nm) e revestidas com polímeros biocompatíveis como o polietilenoglicol não apresentaram toxicidade evidente quando administradas a ratinhos (Yanget *al.*, 2011), enquanto que o GO preparado sem revestimento adicional levou a uma acumulação grave nos pulmões e a toxicidade pulmonar (Zhang *et al.*, 2011). A fim de investigar se a funcionalização do grafeno, também, impactou sua interação com as células, estudamos o efeito do RGO nas plaquetas. RGO (2 µg/ml) provocou uma resposta agregatória menor, que foi cerca de 10% daquela induzida por GO na mesma concentração (Figura 4.8a). Mesmo uma concentração muito maior de RGO (10 µg/ml) poderia evocar apenas 20% de agregação (Figura 4.8a), indicando um papel significativo da funcionalização da superfície do grafeno (distribuição de carga) na estimulação plaquetária.

Em seguida, estudámos os efeitos do GO e do RGO nos detalhes ultra-estruturais das plaquetas. A microscopia eletrónica de varrimento mostrou as plaquetas em repouso como células esféricas de 2-3 µm de diâmetro, que permaneceram separadas umas das outras (Figura 4.8b, painel 1). Em forte contraste com isto, as plaquetas tratadas com GO exibiam processos hialoplasmáticos bem desenvolvidos (pseudópodes), que ligavam as células formando grandes aglomerados (agregados) (Figura 4.8b, painel 2). As plaquetas pré-tratadas com RGO tinham um aspeto semelhante ao das células em repouso, mas a presença de pequenas extensões hialoplásmicas indicava uma fraca ativação destas plaquetas (Figura 4.8b, painel 3). Como esperado, as plaquetas tratadas com trombina exibiram um fenótipo de "forte ativação", que se assemelhava muito às células tratadas com GO (Figura 4.8b, painel 4).

Ao microscópio eletrónico de transmissão, as plaquetas não tratadas foram caracterizadas por grânulos localizados centralmente e vacúolos dispersos (Figura 4.8c, painel 1). As plaquetas tratadas com GO apresentavam extensões hialoplasmáticas mais proeminentes e grânulos menos dispersos, consistentes com uma ativação mais forte das células (Figura 4.8c, painel 2). Em contraste, nas plaquetas pré-tratadas com RGO, a maioria dos espaços granulares e vacuolares foram mantidos com menos processos hialoplasmáticos, o que indica uma estimulação mais fraca das células (Figura 4.8c, painel 3). As plaquetas activadas com trombina (Figura 4.8c, painel 4) apresentaram processos hialoplásmicos caraterísticos bem desenvolvidos, grânulos densos altamente dispersos e espaços vacuolares apertados.

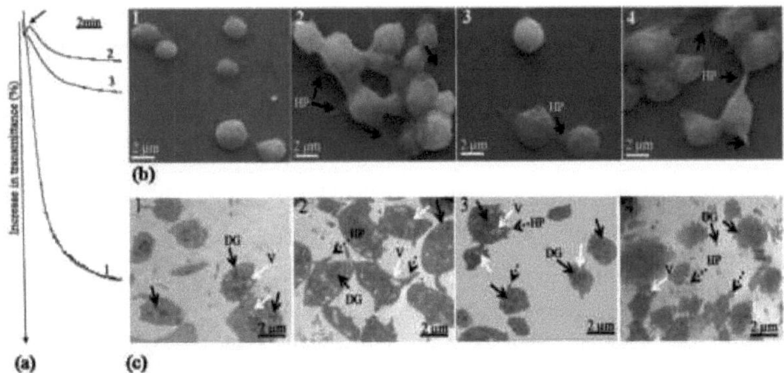


**Figura 4.8** Efeitos diferenciais do GO e do RGO nas plaquetas humanas. (a) Efeito do RGO na agregação plaquetária. Os traços 1, 2 e 3 denotam a agregação de plaquetas induzida por GO (2 µg/ml) e RGO (2 e 10 µg/ml), respetivamente. Os dados são representativos de 5 experiências diferentes. (b) Micrografias eletrônicas de varredura de plaquetas. 1, plaquetas em repouso; 2, plaquetas tratadas com GO (2 µg/ml); 3, plaquetas tratadas com RGO (2 µg/ml); 4, plaquetas ativadas por trombina (1 U / ml). HP, processos hialoplasmáticos. (c) Micrografias electrónicas de transmissão através de secções de plaquetas. Os pormenores dos painéis 1 a 4 são os mesmos que os da Figura 8b. DG, grânulos densos; V, vacúolos; HP, processos hialoplasmáticos.

### 4.2.10Trombogenecidade *in vivo* do grafeno

Como a série de estudos *in vitro* acima foi consistente com o GO sendo um potente ativador de plaquetas, perguntamos a seguir se o GO poderia induzir a formação de trombos em um modelo de trombose *in vivo* após o acesso ao sistema circulatório do organismo. GO (250 µg/kg de peso corporal), RGO (250 µg/kg de peso corporal) ou mistura de colagénio-epinefrina (como controlo positivo) foram injetados por via intravenosa em diferentes grupos de ratinhos e secções histológicas de pulmões foram obtidas após 15 min. As secções coradas com hematoxilina-eosina mostraram um número significativamente mais elevado de vasos pulmonares (48% e 64%) total ou parcialmente ocluídos por trombos de plaquetas em ratinhos administrados com GO ou mistura de colagénio-epinefrina, respetivamente, em comparação com os ratinhos de controlo (tratados com solução salina). A administração de RGO provocou uma oclusão significativamente menor de vasos (8%) nos pulmões, o que contrasta com o caso do GO (Figura 4.9a). Estes resultados são consistentes com uma indução de tromboembolismo *in vivo* dependente da carga da superfície pelo GO.

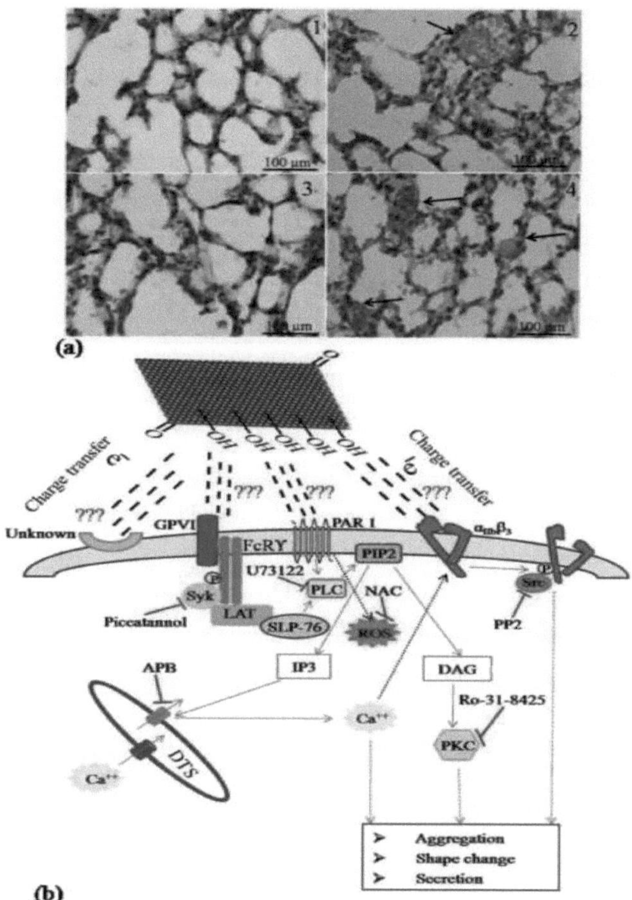


**Figura 4.9** (a) Microscopia de luz de secções de pulmões coradas com hematoxilina e eosina após injeção intravenosa de ratinhos com solução salina normal (painel 1), GO (painel 2), RGO (painel 3) e mistura de colagénio e epinefrina (painel 4). As setas indicam trombos ricos em plaquetas que ocluem os vasos pulmonares. (b) O modelo proposto, baseado nos dados actuais, implica a via de transdução PLC-IP3/diacilglicerol- $Ca^{2+}$/PKC e a atividade de proteínas tirosina-quinases não-receptoras, *Src* e syk, na ativação plaquetária induzida por GO. As cargas de superfície do GO podem contribuir para a estimulação da sinalização plaquetária através de um mecanismo desconhecido.

### 4.3. Conclusão

Em resumo, com o rápido aumento das actividades de investigação e desenvolvimento sobre nanomateriais à base de carbono, os riscos a eles associados são motivo de grande preocupação para a comunidade científica. A toxicidade dos nanotubos de carbono já foi amplamente descrita. Assim, é imperativo que todos os nanomateriais à base de carbono sejam objeto de uma análise crítica dos seus efeitos nos sistemas vivos. O grafeno é o mais recente nanocarbono com enorme potencial para aplicações biomédicas. Neste relatório, analisámos a interação entre o óxido de grafeno e as plaquetas sanguíneas, as células responsáveis por eventos trombóticos arteriais agudos como a doença cardíaca isquémica e o acidente vascular cerebral. Os nossos estudos demonstram que o óxido de grafeno pode provocar uma forte resposta agregadora nas plaquetas numa escala comparável à provocada pela trombina, um dos mais potentes agonistas fisiológicos das plaquetas. A ativação plaquetária induzida pelo GO pode ser atribuída à libertação de cálcio livre intracelular das reservas citosólicas e à ativação de proteínas tirosina-quinases não-receptoras da família *Src* nas plaquetas (Figura 6b). Quando administrado por via intravenosa no rato, o GO desencadeou um tromboembolismo pulmonar extenso, consistente com a natureza trombogénica altamente potente do GO. Significativamente, o RGO foi muito menos eficaz na ativação das plaquetas, o que pode estar relacionado com a redução da densidade de carga na superfície do grafeno. Em conclusão, as futuras aplicações biomédicas do GO como ferramenta terapêutica ou de diagnóstico devem ser avaliadas criticamente face à sua grave ameaça trombogénica.

**Capítulo 3**

## 5. Grafeno modificado com aminas: alternativa mais segura e trombo-protetora ao óxido de grafeno para aplicações biomédicas

- *Ao contrário do GO, o derivado amínico do grafeno, G-*$NH_2$*, não é dotado de propriedades pró-trombóticas ou estimulantes das plaquetas*
- *O G-*$NH_2$ *é mais hemocompatível do que o GO, que induziu uma hemólise significativa*
- *O G-*$NH_2$ *não alterou a viabilidade celular*
- *A distribuição da carga superficial é um importante regulador da interface física entre os nanomateriais e o sistema biológico*

## 5.1 Introdução

Entre os vários nanomateriais, o grafeno, um novo nanomaterial à base de carbono, tem atraído uma grande atenção devido às suas notáveis caraterísticas físicas, químicas e biológicas. As propriedades estruturais distintas do grafeno, em particular o seu elevado rácio de aspeto, a propensão para a modificação funcional, as propriedades electrónicas e ópticas únicas, bem como a potencial biocompatibilidade, tornam-no um candidato atraente para aplicações biomédicas como o desenvolvimento de biossensores, imagiologia, administração de medicamentos, inibição bacteriana e terapia fototérmica (Wang *et al*, 2009; Liu *et al.*, 2010; Peng *et al.*, 2010; Sun *et al.*, 2008; Liu *et al.*, 2008; Hu *et al.*, 2010; Akhavan e Ghaderi, 2010; Yang *et al.*, 2010; Robinson *et al.*, 2011).

Para aplicações biomédicas e farmacêuticas, é extremamente importante que a preparação do grafeno seja biocompatível, dispersível em água e não tóxica. Estes atributos podem ser alcançados através da funcionalização química adequada do grafeno, o que permite que as folhas de grafeno sejam bem dispersas numa gama de solventes polares, e particularmente bem em água (Peng *et al.*, 2010; Liu *et al.*, 2008; Shan *et al.*, 2010; Luo *et al.*, 2009), 2009). Nos últimos anos, o óxido de grafeno (GO), um derivado de grafeno fortemente oxigenado com elevada estabilidade em dispersão aquosa, tem sido profundamente explorado para aplicações biomédicas, como a administração de fármacos *in vitro* (Sun *et al.*, 2008; Liu *et al.*, 2008) e a imagiologia celular (Peng *et al.*, 2010; Sun *et al.*, 2008). O GO também tem sido utilizado como transportador de fármacos para o carregamento e libertação controlados de agentes antitumorais (Zhang *et al.*, 2009; Yang *et al.*, 2008). Além disso, a GO tem sido projectada como uma nova plataforma de biossensores para a deteção de várias biomoléculas (He *et al.*, 2010; Jung *et al.*, 2010; He *et al.*, 2010; Wang *et al.*, 2009). Para além disso, devido à forte absorção ótica na gama do infravermelho próximo, o GO pode levar à ablação fototérmica de tumores após administração intravenosa em animais (Yang *et al.*, 2010; Robinson *et al.*, 2011). Ao contrário de outros nanomateriais à base de carbono, as aplicações biomédicas do grafeno têm crescido a um ritmo acelerado e apresentam um enorme potencial para o futuro.

As plaquetas são actores centrais na manutenção da hemostase e da coagulação sanguínea. As plaquetas permanecem "hiperactivas" em doenças trombóticas como as doenças das artérias coronárias, os acidentes vasculares cerebrais e a diabetes mellitus e desempenham um papel fundamental na sua patogénese (Saller *et al*, 2008; Badruddin e Gorelick, 2009; Weston e Rao, 2003; Talavera *et al.*, 2007). Recentemente, demonstrámos que o GO pode provocar uma forte resposta agregadora nas plaquetas humanas, numa escala comparável à provocada pela trombina, um dos mais potentes agonistas fisiológicos das plaquetas (Singh *et al.*, 2011). Além disso, quando administrado por via intravenosa no rato, o GO desencadeou um tromboembolismo pulmonar extenso, consistente com a natureza pró-trombótica deste nanomaterial, enquanto o GO reduzido (RGO), com carga consideravelmente menos negativa, provocou apenas uma resposta agregadora menor. Houve também relatórios de outros laboratórios que sublinharam a citotoxicidade do GO (Hu *et al.*, 2010; Akhavan e Ghaderi, 2010; Wang *et al.*, 2011; Agarwal *et al.*, 2010; Chang *et al.*, 2011; Yang *et al.*, 2011; Zhang *et al.*, 2011; Liao *et al.*, 2011). Assim, estes resultados alertam para as possíveis aplicações biomédicas de GO e RGO sob a forma de administração de medicamentos, imagiologia celular, terapia fototérmica do cancro e ferramentas de diagnóstico.

Isto encorajou-nos a procurar derivados químicos alternativos do grafeno com atributos físicos semelhantes, que se dispersem bem em vários solventes e tenham um potencial trombogénico mínimo ou baixo. Até à data, o grafeno funcionalizado com amina (G-NH2) não foi estudado para aplicações biomédicas, enquanto os nanotubos de carbono de parede simples modificados com amina demonstraram recentemente ser citoprotectores para as células neuronais (Lee *et al.*, 2011; Lee e Parpura, 2009). Aqui relatamos pela primeira vez que o G-NH2 carregado positivamente é mais biocompatível do que o GO. Contrastando as observações anteriores com GO e RGO, G-NH2 demonstra nem uma ação estimuladora em relação às plaquetas nem induz uma ação pulmonar

tromoembolismo em ratinhos. Além disso, verificou-se que o G-NH2 é mais hemocompatível do que o GO, que induziu significativa hemólise significativa. Assim, o G-NH2pode ser muito mais seguro

alternativa ao derivado oxigenado do grafeno, com potenciais aplicações biomédicas em áreas como a imagiologia, a administração de medicamentos e a terapia fototérmica.

## 5.2 Resultados e discussão

### 5.2.1 Caracterização de G-NH2

O G-NH2 foi derivado das folhas de GO através da substituição dos grupos carboxilo por amina, tal como descrito na secção Métodos. Após a funcionalização com amina, a solução aquosa de grafeno tornou-se mais escura em comparação com o GO (Figura 5.1a, painel inferior). O espetro de FTIR do G-NH2 apresentou o pico caraterístico a 1573 $cm^{-1}$ correspondente ao plano N-H (Figura 5.1c). Foi também observado um alargamento do pico no intervalo 950-1250 $cm^{-1}$ que corresponde ao estiramento da ligação C-N (Figura 5.1c) (Reddy *et al*, 2010; Misra *et al*, 2006). Além disso, o pico a ~1735 $cm^{-1}$ atribuível ao estiramento C=O do grupo carboxílico (COOH) estava ausente no espetro de FTIR do G-NH2 (Figura 5.1b e 5.1c).

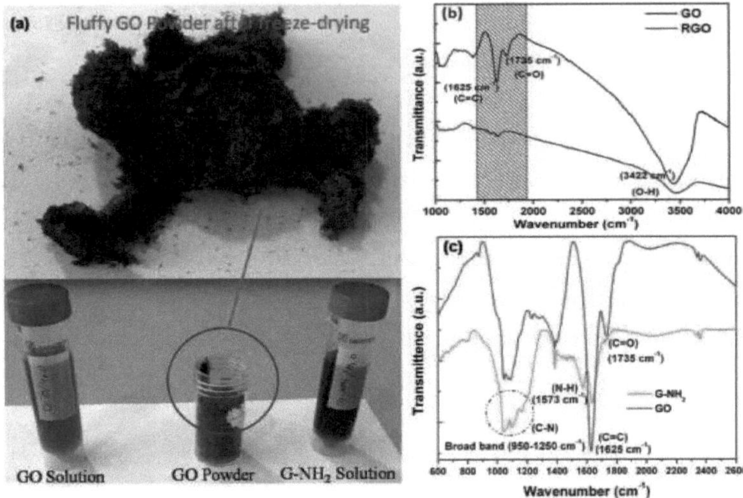


**Figura 5.1** Caracterização do G-NH2 (a) Painel superior, pó de GO obtido após a liofilização. Painel inferior, soluções aquosas de GO purificado e G-NH2. (b) e (c), espectros FTIR de GO, RGO e G-NH2 conforme indicado.

Foram realizados estudos de microscopia eletrónica de transmissão de alta resolução (HR-TEM) para examinar a cristalinidade e a qualidade das folhas de G-NH2 sintetizadas. Para tal, as amostras foram preparadas mergulhando grelhas de cobre revestidas com carbono na suspensão de G-NH2 e deixando-as secar. A Figura 5.2b representa uma imagem TEM de campo claro de uma folha de G-NH2 fixada a uma grelha de cobre. A membrana de grafeno-amina em suspensão era constituída por folhas de uma ou poucas camadas com uma dimensão média de 2 μm. A imagem HR-TEM desta folha suspensa (na região vermelha da Figura 5.2b) é apresentada na Figura 4.2c. A inserção na Figura 5.2c representa a Transformada Rápida de Fourier (FFT) da região vermelha, que suporta a natureza cristalina de folhas de grafeno de poucas camadas. A Figura 5.2d revela a imagem FFT da Figura 5.2c depois de filtrada no domínio da frequência para remover ruídos indesejáveis para maior clareza. A partir destas observações, concluímos que a morfologia estrutural e a natureza cristalina das folhas de grafeno permaneceram inalteradas durante a transformação dos grupos COOH em espécies de aminas.

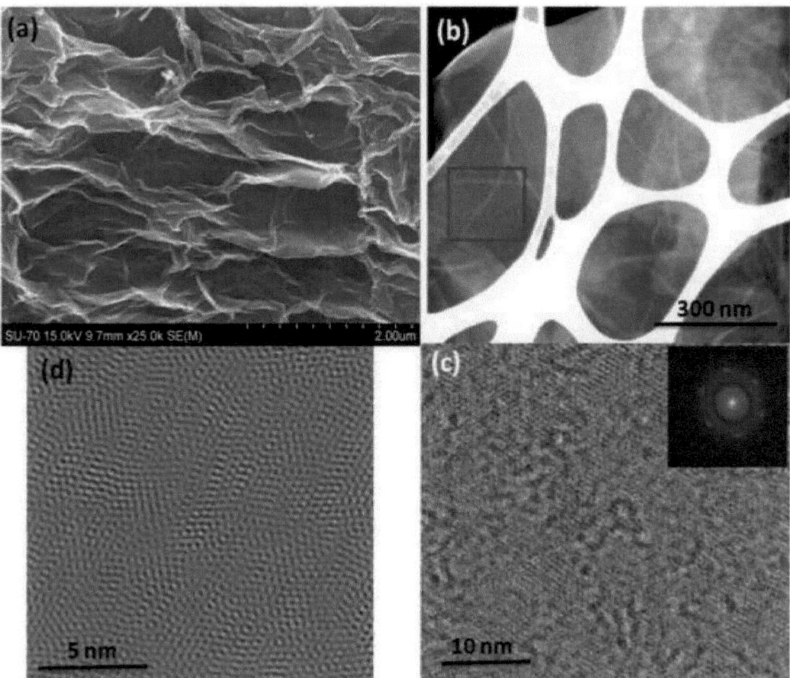


**Figura 5.2** Caracterização microscópica eletrónica do G-NH2 (a) Imagem SEM de uma solução aquosa de GO purificado. (b) Imagem TEM de campo claro da folha de G-NH2 suspensa numa grelha de cobre revestida de carbono. (c) Imagem HR-TEM da folha de grafeno-amina suspensa (na região delimitada a vermelho na Figura 5.2b). Foi efectuada uma FFT (na Figura 5.2c) na região delimitada a vermelho da Figura 5.2b, que mostra a cristalinidade perfeita da folha de GO. (d) Imagem reconstruída da Figura 5.2c por filtragem no domínio da frequência para remover ruídos indesejáveis, para maior clarificação.

A espetroscopia Raman é uma ferramenta de caraterização muito utilizada para avaliar a natureza da desordem e dos defeitos em nanomateriais à base de carbono. Os espectros Raman do GO e do G-NH2 revelaram picos proeminentes de grafite, também conhecidos como "banda G", a 1580 $cm^{-1}$ (Figura 5.3). O aparecimento de defeitos nas folhas de grafeno após a funcionalização foi evidente na banda D proeminente a 1350 $cm^{-1}$ e no alargamento dos picos D e G. O rácio de intensidade dos picos D/G tornou-se maior, o que indica um aumento da desordem na rede do grafeno. No entanto, encontrámos defeitos equivalentes no GO e no G-NH2, o que se reflecte nas intensidades semelhantes da banda D e no rácio D/G. Relatórios recentes de outros investigadores também demonstraram um tamanho de cristalito quase igual e caraterísticas de defeitos semelhantes no GO e no G-NH2 (Fang *et al.*, 2010).

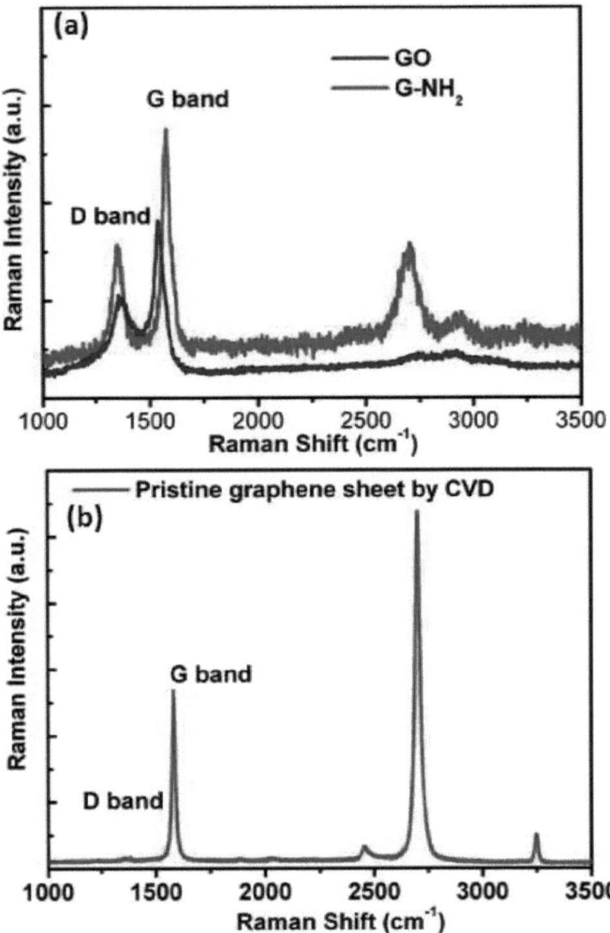


**Figura 5.3** Avaliação dos espectros Raman para GO e G-NH2 (a) e folhas de grafeno de camada única pristinas (b).

Também efectuámos medições do potencial zeta para avaliar a carga superficial das folhas de grafeno (Figura 5.4a). Os resultados mostraram que as folhas de GO tinham uma carga altamente negativa no intervalo de pH entre 3,5 e 9, o que poderia ser atribuído à presença de grupos - COOH na superfície destes materiais. Por outro lado, o G-NH2 apresentou caraterísticas de carga positiva no regime de pH abaixo de ~10. Observámos caraterísticas anfotéricas em ambientes de pH mais elevado, o que pode dever-se aos grupos de ácido carboxílico residuais, tal como discutido noutro local (Park *et al.*, 2011). As nanofolhas de RGO apresentaram 68 valores de potencial zeta próximos de zero para a mesma gama de pH, o que foi consistente com a redução da funcionalidade do oxigénio na superfície. As propriedades ópticas dos derivados de grafeno foram ainda caracterizadas por espetroscopia UV-Vis-NIR (Figura 5.4b). O pico de absorção principal atribuível às transições π-π* de C=C no GO como sintetizado ocorreu a cerca de ~230 nm, que foi deslocado para o vermelho para ~260 nm no RGO, sugerindo o reavivar da conjugação eletrónica nas folhas de grafeno após a redução do GO. Um ombro em torno de 320 nm, tanto no GO como no RGO, pode ser atribuído a transições n- π* de C=O. No caso do G-NH2, observámos uma absorvância consistentemente mais elevada em todas as regiões do visível e do infravermelho próximo, em comparação com outros derivados do grafeno estudados.

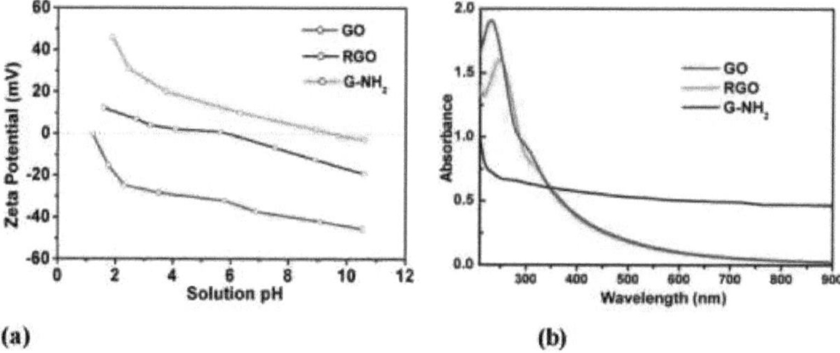


**Figura 5.4** (a) Potencial zeta de suspensões coloidais de grafeno de GO, RGO e G-NH2 em função do pH. (b) Espectros de absorção UV-Vis-NIR de GO, RGO e G-NH2 (em concentrações individuais de 0,01 mg/ml cada)

Para a análise citométrica de fluxo, os parâmetros de dispersão frontal (FSC) e lateral (SSC) de GO, G-NH2 e RGO foram adquiridos nos quadrantes de aquisição de pontos e de contorno (Figura 5.5). O fluido da bainha foi mobilizado para determinar o ruído de fundo. Ajustando as tensões dos detectores FSC e SSC para E00 e 350 volts, respetivamente, verificou-se que a maioria das populações GO, RGO e G-NH2 estava confinada nos quadrantes superiores (Figura 5.5), razoavelmente bem distanciada do ruído de fundo. Foi imposta uma delimitação idêntica às populações de grafeno diferencialmente funcionalizadas. Verificou-se que os contornos mais interiores (representando mais de 80% da população de cada espécie de grafeno) se localizavam nos quadrantes superiores esquerdos (Figura 5.5d-f), o que corresponde a uma distribuição idêntica do tamanho dos diferentes derivados de grafeno, independentemente da natureza da funcionalização da superfície.

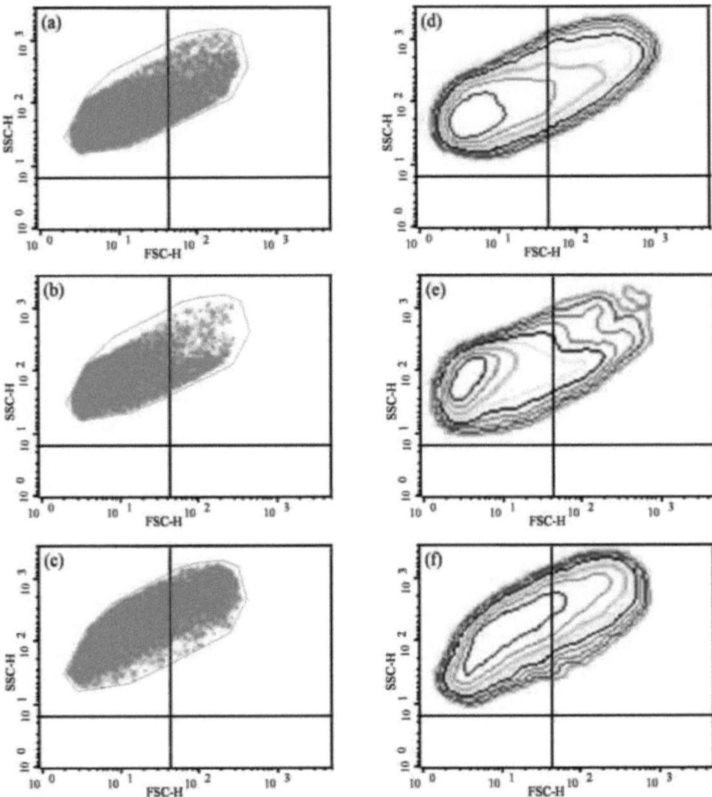


**Figura 5.5** (a), (b) e (c) representam gráficos de pontos de GO, RGO e G-NH2, respetivamente, sob condições idênticas. (d), (e) e (f), respetivamente, representam os gráficos de contorno correspondentes. Os

O número de eventos analisados foi de 10.000. Os resultados são representativos de cinco experiências independentes.

Sabe-se que as folhas de GO são dotadas de fluorescência intrínseca detetável no canal FL3 (excitado com um laser de 488 nm, enquanto a emissão é medida com um filtro de passagem longa de 670 nm) do citómetro de fluxo. Em seguida, investigámos o efeito da modificação da amina nas propriedades de fluorescência do grafeno. Em nítido contraste com as observações efectuadas com o GO, a amina

O derivado de grafeno não era fluorescente na região FL3 (Figura 5.6a). O RGO também apresentou uma fluorescência semelhante à do G-NH2. Paravalidar ainda mais a citometria de fluxo baseado em citometria de fluxo

Para as observações, avaliámos a propriedade de fluorescência dos derivados de grafeno por espetroscopia de fluorescência. Os espectros de emissão de fluorescência do GO apresentaram um pico caraterístico a 575 nm quando excitado a 400 nm (Sun *et al.*, 2010), enquanto o G-NH2 e o RGO não apresentaram fluorescência detetável (Figura 5.6b). Concluímos que, entre os diferentes derivados do grafeno, o GO é a única espécie fluorescente.

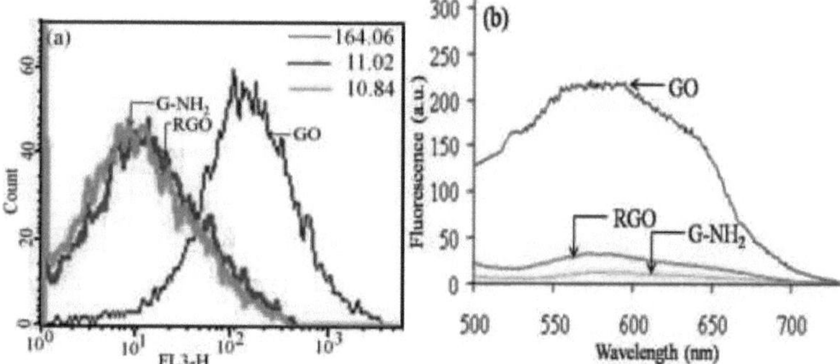


**Figura 5.6** (a) Histogramas sobrepostos que representam o nível de fluorescência de GO (azul), RGO

(O número de eventos analisados foi de 10.000. Os valores medianos para GO, RGO e G-$NH_2$ são indicados dentro da caixa. Os resultados são representativos de cinco experiências independentes. (b) Espectro de fluorescência de diferentes derivados de grafeno em igual concentração (5 μg/ml) na faixa visível. Excitação, 400 nm.

**5.2.2 Efeito do G-NH2 nas funções plaquetárias**

Demonstrámos no capítulo anterior que o GO pode potencialmente induzir a agregação plaquetária mediada por integrinas, tanto em situações *in vitro* como *in vivo*, numa escala comparável à provocada pela trombina, um dos mais potentes agonistas fisiológicos das plaquetas. De acordo com esta observação, a adição de GO (2 μg/ml) a uma suspensão de plaquetas humanas recentemente isoladas (0,5-0,8 × $10^9$ células/ml) desencadeou uma forte onda de agregação celular (amplitude 90± 5%) (Figura 5.7a). No entanto, a uma concentração idêntica, a agregação provocada pelo RGO caiu para 15 ± 2% (Figura 5.7a). Surpreendentemente, 2 μg/ml de G-$NH_2$ não conseguiu induzir a agregação plaquetária, enquanto que a uma concentração 5 vezes maior (10 μg/ml) poderia evocar apenas uma pequena onda de transmitância (amplitude 8 ± 0,5%) (Figura 5.7a), consistente com um papel determinante da funcionalização da superfície do grafeno / distribuição de carga na estimulação plaquetária.

A fim de compreender os fundamentos moleculares das observações acima referidas, explorámos o efeito do G-NH2 no $Ca^{2+}$ intracelular das plaquetas, no $[Ca^{2+}]_i$, nas espécies reactivas de oxigénio (ROS) e no estado do fosfoproteoma de tirosina das plaquetas, que são determinantes críticos da sinalização intracelular com impacto nas funções das plaquetas. A ativação plaquetária induzida pelo GO foi atribuída à libertação de cálcio livre intracelular das reservas citosólicas. De acordo com isso, GO (2 μg/ml) evocou um aumento inicial em $[Ca^{2+}]_i$ em mais de 4 vezes o valor de repouso seguido de platô, enquanto RGO (2 μg/ml) induziu quase 2 vezes o aumento do cálcio intracelular (Figura 5.7b). No entanto, e de forma bastante surpreendente, o G-$NH_2$ (2 e 10 μg/ml) não teve absolutamente nenhum efeito no fluxo de cálcio intracelular (Figura 5.3b). A reatividade plaquetária induzida por GO está associada à fosforilação de múltiplas proteínas citosólicas em resíduos de tirosina (Singh *et al.*, 2011). A fim de examinar o efeito do G-NH2, estudámos o perfil das proteínas fosforiladas em tirosina nas plaquetas expostas a diferentes derivados de grafeno. Como esperado, o GO evocou uma forte onda de fosforilação da tirosina em múltiplas proteínas (Figura 5.7c, pista 3). O G-NH2 (10 μg/ml), por outro lado, não teve efeito significativo no perfil das proteínas fosforiladas em tirosina, que se assemelhava muito ao das plaquetas não tratadas (em repouso) (Figura 5.7c, pistas 1 e 2). As plaquetas carregadas com 2', 7'-diclorodihidrofluoresceína diacetato (H2DCF/DA) (20 μM) foram expostas a diferentes concentrações de G-NH2 a 37° C durante 10 min. Não houve alteração significativa no nível de ERO em plaquetas expostas a 2 ou 5 μg/ml de G-$NH_2$, enquanto que a uma concentração mais elevada (10 μg/ml) foi registado um aumento de 2 vezes no ERO citosólico (Figura 5.7d). A elevação observada nas ROS foi totalmente eliminada pelo redutor N-acetilcisteína (NAC) (Figura 5.7d). Em contraste com isso e como esperado, uma concentração mais baixa de GO (2 μg/ml) foi suficiente para desencadear um aumento de mais de 2 vezes no nível de ROS citosólico (Figura 5.7d). O H2O2 foi utilizado como controlo positivo para aumentar as ERO citosólicas.

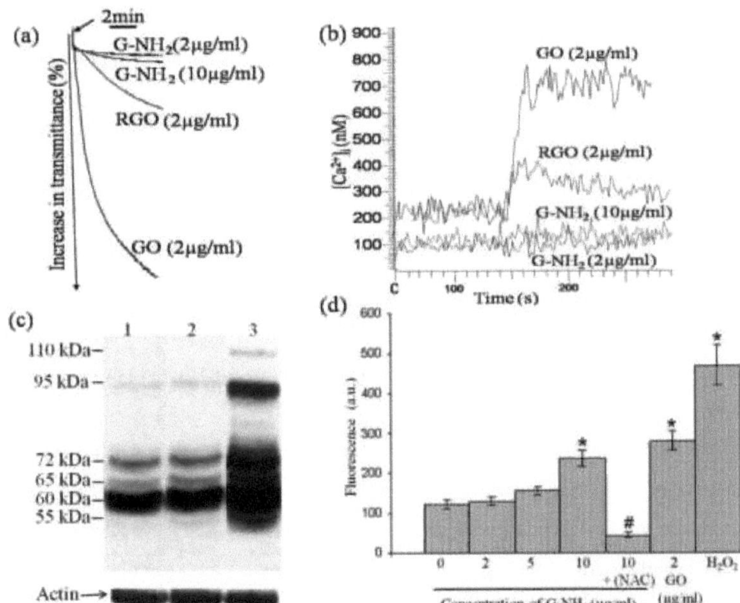


**Figura 5.7** Efeitos diferenciais de GO, RGO e G-NH2 nas plaquetas humanas. (a) Agregação de plaquetas induzida por GO, RGO e G-NH2 nas concentrações indicadas. (b) Fluxo de cálcio intracelular em plaquetas carregadas com Fura-2 tratadas com derivados de grafeno na presença de cálcio extracelular (1 mM).(c) Efeito dos derivados de grafeno no fosfoproteoma da tirosina das

plaquetas. Faixa 1, plaquetas em repouso; faixa 2, plaquetas tratadas com G-$NH_2$ (10 µg/ml); e faixa 3, plaquetas agitadas (agregadas) tratadas com GO (2 µg/ml). (d) Geração de ROS em plaquetas carregadas com $H_2$DCF tratadas com diferentes concentrações de G-$NH_2$, GO, $H_2O_2$(10 µM), NAC (1 µM) ou veículo, conforme indicado. Os resultados são representativos de cinco experiências independentes (média ± DP). (*$p$< 0,05 em comparação com o grupo de controlo, #$p$< 0,05 em comparação com 10 µM G-NH2)

### 5.2.3 Efeito do G-NH2 na integridade da membrana dos eritrócitos

Os glóbulos vermelhos (hemácias) são a população celular mais abundante no sangue. Uma vez que os nanomateriais que entram em circulação se expõem aos glóbulos vermelhos circulantes e às plaquetas, procurámos determinar o efeito do G-NH2 nos glóbulos vermelhos. Recentemente, foi relatado que o GO induz uma quebra significativa da membrana das hemácias, levando à hemólise (Liao *et al.*, 2011). Em consonância com isto, a membrana superficial das hemácias foi progressivamente comprometida pelo GO de uma forma dependente da dose (2-10 µg/ml), levando à libertação de hemoglobina livre no meio (Figura 5.8). Em contraste com isso, o G-NH2 não exibiu nenhuma atividade hemolítica, mesmo quando a concentração de G-$NH_2$ foi aumentada para 50 µg/ml (não mostrado). Concluímos que, o G-NH2 é um nanomaterial altamente hemocompatível, que não afeta a biologia das células sanguíneas circulantes e mantém tanto as hemácias quanto as plaquetas em estado de repouso, ao contrário de sua contraparte oxidada.

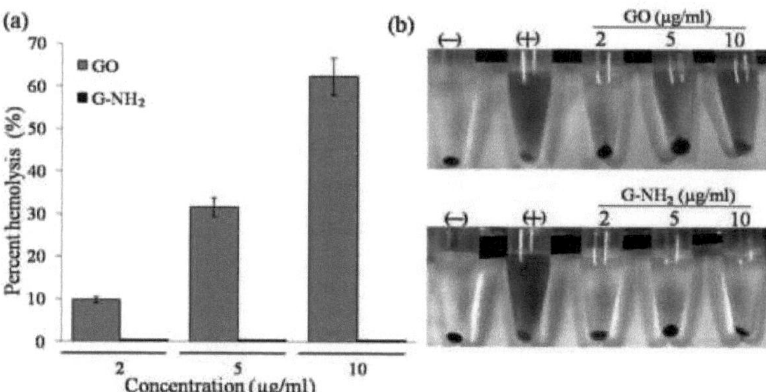


**Figura 5.8** Efeito do G-NH2 na integridade da membrana eritrocitária. (a) Percentagem de hemólise de hemácias incubadas com diferentes concentrações (2, 5 e 10 µg/ml) de G-$NH_2$ ou GO como indicado. Os dados representam a média ± DP de três experiências independentes. (b) As suspensões de hemácias foram expostas a concentrações variáveis (2, 5 e 10 µgZml) de G-$NH_2$ ou GO por 3 h, seguidas de centrifugação. A cor vermelha do sobrenadante indica hemólise. Os símbolos (+) e (-) representam os controlos positivo (hemácias suspensas em água desionizada) e negativo (hemácias suspensas em solução salina tamponada com fosfato (PBS), respetivamente.

### 5.2.4 Avaliação da citotoxicidade do G-NH2

A fim de reafirmar a biocompatibilidade do G-NH2, a sua citotoxicidade foi avaliada a partir do ensaio MTT. Sabe-se que o MTT é reduzido a formazan em células viáveis pela redutase mitocondrial, exibindo uma cor púrpura. A produção de formazan foi medida após 1 h de exposição das plaquetas a diferentes concentrações (2-20 µg/ml) de G-$NH_2$ contra um controlo de plaquetas não tratadas. O G-NH2 não induziu a morte celular mesmo quando incubado na concentração mais alta (20 µg/ml) (Figura 5.9a). Além disso, uma exposição de 24 horas da linha de células de monócitos humanos, THP-1, a concentrações semelhantes de G-NH2 não alterou significativamente a viabilidade celular. Os resultados apoiaram a conclusão de que o G-NH2 não apresentou toxicidade celular a longo prazo (Figura 5.9b).

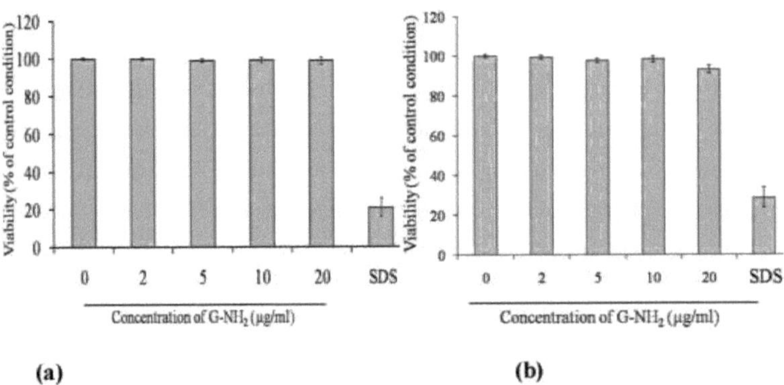


**Figura 5.9** Ensaio MTT de plaquetas tratadas com G-NH2 (a) e THP-1 (linha celular de monócitos humanos) (b). Todos os dados são representativos de 3 experiências independentes e são apresentados como média ± SEM.

### 5.2.5 Estudo da trombogenecidade *in vivo* do G-NH2 administrado por via parentérica

A fim de validar que o G-NH2 não tinha potencial trombogênico ao contrário de sua contraparte oxidada, estudamos o efeito de ambos os derivados de grafeno na formação de trombos em um modelo de trombose *in vivo*. GO (250 µg/kg de peso corporal), G-$NH_2$ (250 µg/kg de peso corporal), mistura de colágeno (200 µg/ml) mais epinefrina (2 µg/ml) ou solução salina foi administrada por via intravenosa em diferentes grupos de camundongos e secções histológicas de pulmões foram obtidas após 15 min. As secções coradas com hematoxilina-eosina exibiram a oclusão de um número significativamente grande de vasos pulmonares (46% e 52%, respetivamente) com trombos de plaquetas em ratos administrados com GO ou mistura de colagénio-epinefrina (controlo positivo), em comparação com os ratos tratados com solução salina (controlo negativo), que não tiveram oclusão. Em contraste, os vasos pulmonares pareciam normais, sem qualquer sinal de patologia oclusiva em ratinhos administrados com G-NH2 (Figura 5.10).

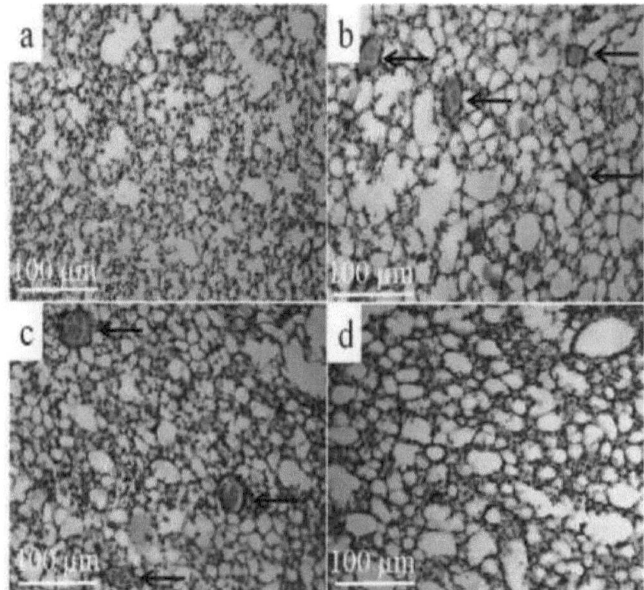

**Figura 5.10** Trombogenecidade *in vivo* do grafeno. Microscopia de luz de secções de pulmões coradas com hematoxilina e eosina após injeção intravenosa de ratinhos com solução salina normal (painel a), mistura de colagénio e epinefrina (painel b), GO (painel c) e G-NH2 (painel d). As setas indicam trombos ricos em plaquetas que ocluem os vasos pulmonares.

### 5.2.6 Caracterização da interação grafeno-plaquetas

Uma vez que as observações anteriores sublinharam a falta de interface entre o G-NH2 e a maquinaria de sinalização das plaquetas, o que se opõe fortemente aos resultados obtidos com outras formas de grafeno de superfície modificada, explorámos a interação física entre os derivados de grafeno e as plaquetas utilizando a citometria de fluxo. Os sinais de dispersão lateral reflectem as complexidades internas das partículas individuais e das partículas em interação, pelo que constituem uma medida fiável da extensão da interação nanomaterial-célula (Sasidharan *et al.*, 2011; Cai *et al.*, 2008). Os parâmetros SSC de GO, RGO, G-NH2 e as misturas correspondentes com plaquetas foram adquiridos em gráficos de aquisição de histogramas (Figura 5.11). A adição de GO (2 μg/ml) às plaquetas (0,5 × 108/ml) resultou num aumento da dispersão lateral em comparação com GO não tratado, associado a um desvio para a direita do histograma sobreposto de 118 ± 5% (Figura 5.11a), sugestivo de uma profunda interação física entre as folhas de GO e as plaquetas. O deslocamento da SSC foi de 53 ± 2% quando um número semelhante de plaquetas foi incubado com RGO (2 μg/ml) em comparação com a população de RGO não tratada (Figura 5.11b). Notavelmente, a mistura de G-NH2 e plaquetas em concentrações idênticas exibiu apenas uma pequena mudança no SSC (em 3,6 ± 0,3%), sublinhando assim a falta de interação celular de G-NH2 (Figura 5.11c). Foram obtidos resultados semelhantes quando a dispersão lateral da população da mistura de grafeno e plaquetas foi comparada com a da população de plaquetas não tratadas (não apresentado). Inferimos que o GO, que exibiu uma interação substancial com as células, provocou respostas plaquetárias específicas de ativação incluindo agregação, aumento do cálcio intracelular / ROS e aumento da fosforilação da proteína tirosina, associada a tromboembolismo pulmonar extenso. Em contraste, o G-NH2, apesar de partilhar atributos físicos muito semelhantes (morfologia estrutural, cristalinidade e elevada dispersibilidade aquosa) com o GO, era inerte em relação às células, não induzia estimulação plaquetária e não tinha trombogenecidade demonstrável *in vivo*.

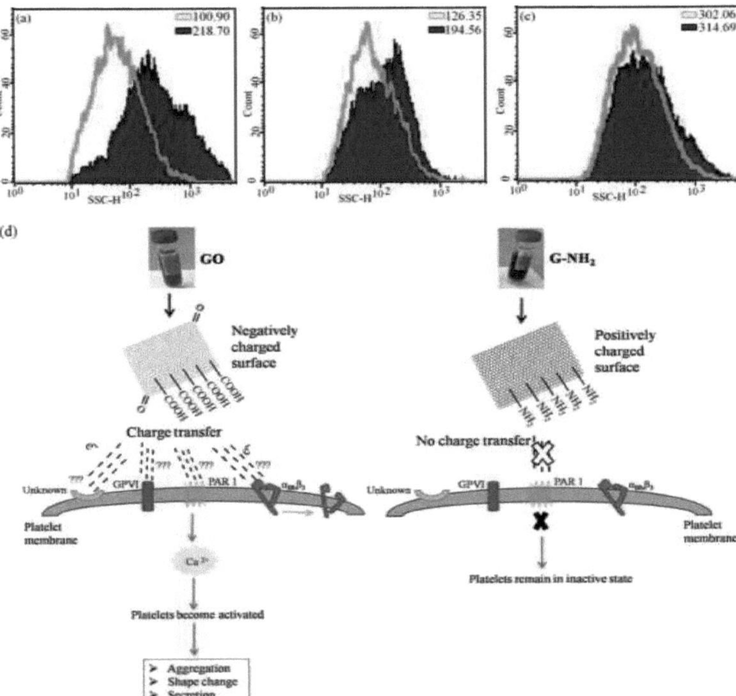


**Figura 5.11** Interação grafeno-plaquetas. Gráficos de histogramas SSC-H de GO (a) ou RGO (b) ou G-NH2 (c), não tratados (sombreados) ou misturados com plaquetas (não sombreados). Os valores medianos para GO, RGO e G-NH2 são indicados nas caixas correspondentes. O número de eventos analisados em cada caso foi de 10.000. Os resultados são representativos de cinco experiências independentes. (d) Modelo proposto para o efeito diferencial do GO e do G-NH2 nas funções plaquetárias. A distribuição da carga superficial no grafeno determina a sua interação com as plaquetas. São apresentadas membranas de plaquetas com diferentes receptores agonistas e vias de sinalização a jusante.

A distribuição da carga superficial é um importante regulador da interface física entre os nanomateriais e o sistema biológico. Há relatos recentes que sugerem uma correlação entre o grau de funcionalização ou defeitos em nanomateriais à base de carbono e a citotoxicidade resultante (Magrez *et al.*, 2006; Yu *et al.*, 2011; Sanchez *et al.*, 2012). Defeitos extrínsecos, como resíduos de catalisador, também podem ser prejudiciais para aplicações biomédicas (Pulskamp *et al.*, 2007). Encontrámos caraterísticas de defeitos semelhantes entre o GO e o G-NH2, apesar das diferentes propriedades de carga superficial (Figura 5.3, 5.4). Quando correlacionadas com as nossas descobertas na Figura 5.3 e na Figura 5.6, estas observações indicam que as folhas de grafeno carregadas negativamente interagiram fisicamente com as plaquetas e activaram-nas, enquanto as folhas carregadas positivamente não o fizeram. Uma vez que a interação direta entre os nanomateriais e as células modula as vias críticas de sinalização celular e contribui para a toxicidade observada, a modificação da carga superficial, com a consequente diminuição do efeito na interação nanomaterial-célula, pode atenuar significativamente a toxicidade. Outras abordagens para funcionalizar o GO, em especial a PEGilação, podem não mascarar todas as moléculas -OH ou -COOH carregadas negativamente nas folhas de GO, que são cruciais para determinar a interação grafeno-célula, pelo que o GO PEGilado pode não estar completamente isento de trombotoxicidade.

**5.3 Conclusão**

Embora o GO tenha sido amplamente investigado para diversas aplicações biomédicas, desde a imagiologia celular, a administração de fármacos até à ablação fototérmica do cancro (Peng *et al.*, 2010; Sun *et al.*, 2008; Liu *et al.*, 2008; Yang *et al.*, 2010; Robinson *et al.*, 2011), a forte trombogenecidade associada a este material, bem como a sua propensão para induzir a hemólise, podem potencialmente proibir as suas aplicações. Mostrámos aqui pela primeira vez que, ao contrário do GO, o derivado amínico do grafeno, G-NH2, não possui quaisquer caraterísticas pró-trombóticas ou estimulantes das plaquetas, nem compromete a integridade das hemácias, o que pode ser atribuído a uma menor interação do G-NH2 com as células (Figura 5.11d). Além disso, tendo em conta a sua significativa absorvância na região NIR (Figura 5.4b) e as suas propriedades térmicas melhoradas (Hu *et al.*, 2010), o G-NH2 pode ser um candidato potencialmente forte para a terapia de ablação fototérmica e a imagiologia *in vivo* (imagiologia fotoacústica) (Xu *et al.*, 2006; Zerda *et al.*, 2008. Tian *et al*, 2011 Zhang *et al.*, 2011 Yang *et al.*, 2012). Para além destas tecnologias de base ótica O G-NH2 também foi explorado em biossensores electroquímicos, tendo-se verificado que possui propriedades valiosas como uma ampla gama de deteção linear, reprodutibilidade aceitável, elevada sensibilidade, estabilidade a longo prazo e baixo limite de deteção (Tian *et al.*, 2011). Em conclusão, o G-NH2 é o derivado de grafeno mais seguro com potencial para aplicações biomédicas devido à sua falta de predisposição trombótica e hemolítica, ao contrário de outros derivados de grafeno.

# Parte III

## Resumo e conclusão

As plaquetas são altamente sensíveis a estímulos externos. Uma vez activadas, as plaquetas sofrem uma série de alterações bioquímicas e morfológicas, que resultam na hemostase e na prevenção da perda de sangue no local da lesão. A ativação das plaquetas é um acontecimento regulado com precisão, essencial para o fluxo sanguíneo fisiológico. Embora desempenhe um papel importante no controlo da hemorragia, qualquer hiperatividade conduz a perturbações trombóticas fatais. De facto, os doentes com doenças cardiovasculares e cerebrovasculares apresentam plaquetas mais reactivas do que os seus homólogos normais, pelo que estas doenças trombóticas surgiram como uma séria ameaça para a sociedade. Apesar dos grandes avanços médicos nos últimos 20 anos, as doenças não transmissíveis, como as doenças das artérias coronárias, os acidentes vasculares cerebrais e a diabetes mellitus, estão a aumentar de forma ameaçadora a nível mundial e ameaçam ser a principal causa de morte na Índia até 2020 (comunicado da OMS). Assim, os mecanismos moleculares de diferentes vias de sinalização nas plaquetas constituem uma área de investigação muito importante.

No curto espaço de uma década, a nanotecnologia evoluiu para um domínio verdadeiramente interdisciplinar que está a sofrer uma rápida expansão e tem um enorme impacto na biologia, na biotecnologia e na medicina. Entre os vários nanomateriais, as propriedades estruturais distintas do grafeno, em particular o seu elevado rácio de aspeto, a propensão para a modificação funcional, as propriedades electrónicas e ópticas únicas, bem como a potencial biocompatibilidade, tornam-no um candidato atraente para aplicações biomédicas como o desenvolvimento de biossensores, imagiologia, administração de medicamentos, inibição bacteriana e terapia fototérmica. Para obter resultados substanciais e reprodutíveis, é necessário que o grafeno tenha uma distribuição de tamanho estreita. A utilização crescente de derivados de grafeno suscitou a necessidade de estabelecer um paradigma para prever com exatidão a sua citotoxicidade em sistemas biológicos. Qualquer material injetado por via intravenosa é suscetível de encontrar e possivelmente interagir com as células sanguíneas, em especial as plaquetas, que se sabe serem altamente sensíveis a estímulos externos, e os glóbulos vermelhos, células presentes em abundância no sangue, muito antes de o nanomaterial atingir os tecidos-alvo. Dado que a utilização de nanopartículas está também a aumentar a cada dia que passa, torna-se pertinente estudar o seu efeito nas plaquetas e na trombogénese, que tem permanecido uma "caixa negra" até hoje.

Com base nas afirmações acima mencionadas, no presente trabalho de investigação, foram incorporadas as diferentes vias de sinalização reguladas em plaquetas não estimuladas e em respostas a diferentes derivados de grafeno.

## Chapter 1

**Caracterização de folhas de óxido de grafeno e da sua interação com células sanguíneas por citometria de fluxo**

A citometria de fluxo pode encontrar um nicho forte na investigação de nanotecnologias que envolvam GO, se não for o caso de outras partículas à escala nanométrica habitualmente estudadas. Devido à sua capacidade única de obter sinais de emissão de fluorescência por dispersão e multicanal provenientes de folhas individuais de GO, esta abordagem acrescentaria uma nova dimensão aos métodos convencionais de caraterização do grafeno. A interação física adicional entre o grafeno e as células sanguíneas pode ser estudada e caracterizada de forma convincente por citometria de fluxo. A dispersão lateral e os sinais de fluorescência intrínsecos das folhas de GO podem ser explorados para medir a extensão da interação grafeno-célula. Além disso, um citómetro de fluxo com capacidade de triagem pode ser utilizado para classificar e recuperar diferentes subpopulações de uma preparação de GO com base em parâmetros como o tamanho, as caraterísticas físicas ou o rendimento de fluorescência, abrindo assim imensas possibilidades de aplicação com esta ferramenta versátil.

## Chapter 2

**Propriedade indutora de trombos de folhas de óxido de grafeno atomicamente finas**

Em resumo, com o rápido aumento das actividades de investigação e desenvolvimento sobre nanomateriais à base de carbono, os riscos a eles associados são motivo de grande preocupação para a comunidade científica. A toxicidade dos nanotubos de carbono já foi amplamente descrita. Assim, é imperativo que todos os nanomateriais à base de carbono sejam objeto de uma análise crítica dos seus efeitos nos sistemas vivos. O grafeno é o mais recente nanocarbono com enorme potencial para aplicações biomédicas. Neste relatório, analisámos a interação entre o óxido de grafeno e as plaquetas sanguíneas, as células responsáveis por eventos trombóticos arteriais agudos como a doença cardíaca isquémica e o acidente vascular cerebral. Os nossos estudos demonstram que o óxido de grafeno pode provocar uma forte resposta agregadora nas plaquetas numa escala comparável à provocada pela trombina, um dos mais potentes agonistas fisiológicos das plaquetas. A ativação plaquetária induzida pelo GO pode ser atribuída à libertação de cálcio livre intracelular das reservas citosólicas e à ativação de proteínas tirosina-quinases não-receptoras da família *Src* nas plaquetas. Quando administrado por via intravenosa no rato, o GO desencadeou um tromboembolismo pulmonar extenso, consistente com a natureza trombogénica altamente potente do GO. Significativamente, o RGO foi muito menos eficaz na ativação das plaquetas, o que pode estar correlacionado com a redução da densidade de carga na superfície do grafeno. Em conclusão, as futuras aplicações biomédicas do GO como ferramenta terapêutica ou de diagnóstico devem ser avaliadas criticamente face à sua grave ameaça trombogénica.

## Chapter 3

**Grafeno modificado com aminas: alternativa mais segura e trombo-protetora ao óxido de grafeno para aplicações biomédicas**

Embora o GO tenha sido amplamente investigado para diversas aplicações biomédicas, desde a imagiologia celular, a administração de fármacos até à ablação fototérmica do cancro (Peng *et al.*, 2010; Sun *et al.*, 2008; Liu *et al.*, 2008; Yang *et al.*, 2010; Robinson *et al.*, 2011), a forte trombogenecidade associada a este material, bem como a sua propensão para induzir a hemólise, podem potencialmente proibir as suas aplicações. Mostramos aqui, pela primeira vez, que, ao contrário do GO, o derivado amínico do grafeno, G-NH2, não possui quaisquer caraterísticas pró-trombóticas ou estimulantes das plaquetas, nem compromete a integridade das hemácias, o que pode ser atribuído a uma menor interação do G-NH2 com as células. Além disso, tendo em conta a sua significativa absorvância na região NIR e as suas propriedades térmicas melhoradas (Hu *et al.*, 2010), o G-NH2 pode ser um candidato potencialmente forte para a terapia de ablação fototérmica e a imagiologia *in vivo* (imagiologia fotoacústica) (Xu *et al.*, 2006; Zerda *et al.*, 2008. Tian *et al.*, 2011 Zhang *et al.*, 2011 Yang *et al.*, 2012). Para além destas aplicações de base ótica, o G-NH2 foi também explorado em biossensores electroquímicos, tendo-se verificado que possui propriedades valiosas como uma ampla gama de deteção linear, reprodutibilidade aceitável, elevada sensibilidade, estabilidade a longo prazo e baixo limite de deteção (Tian *et al.*, 2011). Em conclusão, o G-NH2 é o derivado de grafeno mais seguro com potencial para aplicações biomédicas devido à sua ausência de predisposição trombótica e hemolítica, ao contrário de outros derivados de grafeno.

# Parte IV

## Bibliografia

Agarwal, S.; Zhou, X.; Ye, F.; He, Q.; Chen, G.C.K.; Soo, J.; Beoy, F.; Zhang, H.; Chen, P. Interfacing Live Cells with Nanocarbon Substrates. *Langmuir* **2010,** *26, 2244-2247.*

Ahmad, B.; Parveen, S.; Khan, R.H. Efeito da conformação da albumina na ligação da ciprofloxacina à albumina do soro humano: A Novel Approach Diretly Assigning Binding Site *Biomacromolecules* **2006**, *7*, 1350-1356.

Akhavan, O.; Ghaderi, E. Toxicidade de Nanowalls de Grafeno e Óxido de Grafeno contra Bactérias. *ACS Nano* **2010,** *4*, 5731-5736.

Alvarez, R.H.; Kantarjian, H.M.; Cortes, J.E. The role of *Src* in solid and hematologic malignancies: development of new-generation Src inhibitors. *Cancer* **2006,** *107*, 1918 1929.

Alves, L.C.; Brayner, F.A.S.; Silva, L.F.; Peixoto, C.A. Ultra-estrutura de larvas infectantes (L3) de *Wuchereria bancrofti* após tratamento com dietilcarbamazina. *Micron* **2005,** *36*, 67-72.

Alwarappan, S.; Erdem, A.; Liu, C.; Li, C. Z. Probing the electrochemical properties of graphene nanosheets for biosensing applications. *J. Phys. Chem. C* **2009**, *113*, 8853-8857. Amulyavichus, A.; Daugvila, A.; Davidonis, R.; Sipavichus, C. Study Of Chemical Composition of Nanostructural Materials Prepared by Laser Cutting of Metals. *Fizika Metallov I Metallovedenie* **1998**, *85*, 111-117.

AshaRani, P.V.; Mun, G.L.K.; Hande, M.P.; Valiyaveettil, S. Citotoxicidade e genotoxicidade de nanopartículas de prata em células humanas. *ACS Nano* **2009**, *3*, 279-290.

Attal, S.; Thiruvengadathan, R.; Regev, O. Determinaçãoda concentração de nanotubos de carbono de parede simples em dispersões aquosas usando absorção UV-visível espetroscopia. *Anal. Chem.* **2006**, *78*, 8098-8104.

Avizienyte, E.; Keppler, M.; Sandilands, E.; Brunton, V.G.; Winder, S.J.; Ng, T.; Frame, M.C. Uma associação Src kinase-β-actina ativa está ligada à dinâmica da actina na periferia das células cancerígenas do cólon. *Exp Cell Res.* **2007**, 313, 3175-88.

Badruddin, A.; Gorelick, P.B. Antiplatelet Therapy for Prevention of Recurrent Stroke. *Curr. Treat. Opções em Neurol.* **2009**, *11*,452-459.

Barcinski, M.A.; DosReis, G.A. Apoptose em parasitas e apoptose induzida por parasitas no sistema imune do hospedeiro: uma nova abordagem para doenças parasitárias. *Braz J Med Biol Res.* **1999**, *32*, 395-401.

Becker, R.C. Understanding the dynamics of thrombin in cardiovascular disease: Patologia e bioquímica para o clínico. *Am. Heart J.* **2005**, 149, S2-8.

Bentfeld-Barker, M.E.; Bainton D.F. Identification of primary lysosomes in human megakaryocytes and platelets. *Blood* **1982**, 59, 472-481.

Berridge, M.J. Inosital triphosphate and calcium signaling. *Nature* **1993,** 361, 315-325.

Berridge, M.J.; Lipp P.; Bootman M.D. The versatility and universality of calcium signaling. Nat Rev *Mol Cell Biol* **2000**, 1, 11-21.

Bethune, D.S.; Johnson, R.D.; Salem, J.R.; Devries, M.S.; Yannoni, C.S. Atoms in Carbon Cages: The Structure and Properties of Endohedral Fullerenes. *Nature* 1993, *366*, 123-128.

Bihari, P.; Holzer, M.; Praetner, M.; Fent, J.; Lerchenberger, M.; Reichel, C.A.; Rehberg, M.; Lakatos, S.; Krombach, F. Single-walled Carbon Nanotubes Activate Platelets and Accelerate Thrombus Formation in the Microcirculation. Toxicology **2010**, 269, 148-154.

Böhm, I. A enzima marcadora de apoptose poli-(ADP-ribose) polimerase (PARP) no lúpus eritematoso sistémico Z. *Rheumatol*. **2006**, *65*, 541-544.

Brewer, S.H.; Glomm, W.R; Johnson, M.C.; Knag, M.K.; Franzen, S. Probing BSA Binding to Citrate-Coated Gold Nanoparticles and Surfaces. *Langmuir* **2005**, *21*, 93039307.

Buhler F.R.; Resink, T.J. Platelet membrane and calcium control abnormalities in essential hypertension. *Am J. Hypertens*. **1988**, 1, 42-46.

Burt, J.L.; Gutierrez-Wing, C.; Miki-Yoshida, M.; Yacaman, M.J. Noble-Metal Nanoparticles Diretly Conjugated to Globular Proteins. *Langmuir* **2004**, *20*, 11778
11783.

Cai, D.; Blair, D.; Dufort, F. J.; Gumina, M.R.; Huang, Z.; Hong, G.; Wagner, D.; Canahan, D.; Kempa, K.; Ren, Z.F.; Chiles, T.C. Interação entre nanotubos de carbono e células de mamíferos: Characterization by Flow Cytometry and Application. *Nanotecnologia* **2008**, *19*, 345102-345111.

Calvete, J.J. Clues for understanding the structure and function of prototypic human integrin: the platelet glycoprotein complex. *Thromb. Haemost*. **1994**, 72, 1-15.

Cao, Y.W.C.; Jin, R.C.; Mirkin, C.A. Nanopartículas com impressões digitais espectroscópicas Raman para deteção de ADN e ARN. *Science* **2002**, *297*, 1536-1540.

Carlson, L.; Markey, F.; Blikstad, I.; Persson, T.; Lindenberg, U. Reorganização da actina em plaquetas estimuladas por trombina, medida pelo ensaio de inibição da Dnase I, *Proc Natl Acad Sci*. USA. **1979**, *76*, 6376-6380.

Carter, D.C.; He, X.M.; Munson, S.H.; Twigg, P.D.; Gernert, K.M.; Broom, M.B.; Miller, T.Y. Three-dimensional structure of human serum albumin. *Science* **1989**, *244*, 1195-1198.

Caruso, F.; Mohwald, H. Protein Multilayer Formation on Colloids through a Stepwise Self-Assembly Technique. *J. Am.Chem. Soc.* **1999**, *121*, 6039-6046.

Chakravarty, P.; Marches, R.; Zimmerman, N.S.; Swafford, A.D.; Bajaj, P.; Musselman, I.H.; Pantano, P.; Draper, R.K.; Vitetta, E.S. Thermal Ablation of Tumor Cells with Antibody-

Functionalized Single-Walled Carbon Nanotubes. *Proc. Natl. Acad. Sci. USA* **2008**, *105*, 8697-8702.

Chan, S.; Hammond, M.R. Zare, R.N. Gold Nanoparticles as a Colorimetric Sensor for Protein Conformational Changes. *Chem. Biol.* **2005**, *12*, 323-328.

Chang, Y.R.; Lee, H.Y.; Chen, K.; Chang, C.C.; Tsai, D.S.; Fu, C.C.; Lim, T.S.; Tzeng, Y.K.; Fang, C.Y.; Han, C.C.; Fann, W. Mass production and dynamic imaging of fluorescent nanodiamonds. *Nat Nanotechnol* **2008**, *3*, 284-288.

Chang, Y.; Yanga, S. -T.; Liua, J. -H.; Dong, E.; Wang, Y.; Cao, A.; Liu, Y.; Wang, H. Avaliação da toxicidade *in vitro* do óxido de grafeno em células A549. *Toxicol. Lett.* **2011**, *200*, 201-210.

Chiarugi, P. PTPs versus PTKs: O lado redox da moeda. *Investigação sobre radicais livres* **2005**, *39*, 353-364

Chithrani, B.D.; Ghazan, A.A.; Chan, C.W. Determinação da dependência do tamanho e da forma da absorção de nanopartículas de ouro em células de mamíferos. *Nano Lett.* **2006**, *6*, 662-668.

Choi, O.; Deng, K.K.; Kim, N.J.; Ross, L., Jr; Surampalli, R.Y.; Hu, Z. The inhibitory effects of silver nanoparticles, silver ions, and silver chloride colloids on microbial growth. *Water Res.* **2008**, *42*, 3066-3074.

Cichowski, K.; McCOrmick, F.; Brugge, J.S. $p^{21}$ ras GAP association with Fyn, Lyn, and Yes in thrombin stimulated- activated platelets. *J Bio Chem.* **1992,** 267, 5025-5028.

Clark, E.A.; Brugge, J.S. Redistribuição de $pp^{60\text{-}Src}$ ativado para complexos de citoesqueleto dependentes de integrina em plaquetas estimuladas por trombina. *Mol Cell Biol.* **1993**, 13, 18631871.

Clark, E.A.; Shattil, S.J.; Bruuge, J.S. Regulation of protein tyrosine kinases in platelets. *Trends Biochem. Sci.* **1994**, 19, 464-469.

Collins, T.J.; Berridge, M.J.; Lipp, P.; Bootman, M.D. As mitocôndrias são morfológica e fraccionalmente heterogéneas dentro das células. *EMBO* **J2002**, *21,* 1616-1627.

Colman, R.W.; Marder, V.J.; Salzman, E.W.; Hirsh, J. Plasma coagulation factors, in Colman et al (eds) Hemostasis and thrombosis, *J. B. Lippincott Company*, Philadelphia, Pennsylvania, USA, **1994**; p 3-18.

Cosemans, J.M.; Iserbyt, B.F.; Deckmyn, H.; Heemskerk, J.W. Multiple ways to switch platelet integrins on and off. *J Thromb Haemost* **2008**, 6, 1253-1261.

Daniel, M.C.; Astruc, D. Gold nanoparticles: assembly, supramolecular chemistry, quantum-sized-related properties, and applications towards biology, catalysis and nanotechnology. *Chem. Rev.* **2004**, *104*, 293-346.

Darouiche, RO. Eficácia anti-infecciosa de próteses médicas revestidas a prata.*Clin. Infect Dis1999*, *29*, 1371-1377.

Dvorak, A.M. Monografia: Guia de Procedimentos para o Manuseamento de Espécimes para o Laboratório do Serviço de Patologia Ultra-estrutural. *J. Electron Microscopy Tech.* **1987**, *6*, 255301.

El Haouari M.; Rosado J.A. Platelet function in hypertension (Função plaquetária na hipertensão). *Blood Cell Mol Dis* **2009**, 42, 38-43.

El Haouari, M.; Rosado J.A. Platelet signaling abnormalities in patients with type 2 diabetes mellitus: A review. *Blood Cell Mol Dis* **2008**, 41, 119-123.

Elechiguerra, J.L.; Burt, J.L.; Morones, J.R.; Camacho-Bragado, A.; Gao, X.; Lara, H.H.; Yacaman, M.J. Interação de nanopartículas de prata com o HIV-1. *Jornal de Nanobiotecnologia* **2005**, *3*, 6.

Elzagallaai, A.; Rosé, D.S.; Trifaro, J.M. A secreção plaquetária induzida pela ativação do éster de forbol é mediada pela fosforilação de MARCKS: um péptido derivado de MARCKS bloqueia a fosforilação de MARCKS e a secreção de serotonina sem afetar a fosforilação de pleckstrin. *Blood*, **2000**, 95, 894-902.

Emerson, T. E. Unique features of albumin: Uma breve revisão. *CRC Crit. Care Med.* **1989**, *17*, 690-694.

Ezumi Y.; Takayama H.; Okuma, M. Regulação diferente das proteínas tirosina fosfatases pela integrina αIIbβ3 através da reorganização do citoesqueleto e da fosforilação da tirosina em plaquetas humanas. *J Bio Chem.* **1995**, 270, 11927-11934.

Fan, P.C. Tratamento com dietilcarbamazina da filariose bancroftiana e malaia, com ênfase nos efeitos secundários. *Ann. Trop. Med. Parasitol.* **1992**, *86*, 399-405.

Fang, M.; Zhang, Z.; Li, J.; Zhang, H.; Lu, H.; Yang, J.Y. Constructing Hierarchically Structured Interphases for Strong and Tough Epoxy Nanocomposites by Amine-Rich Graphene Surfaces. *Mater. Chem.* **2010**, *20,* 9635-9643.

Farokhzad, O.C.; Cheng, J.; Teply, B.A.; Sherifi, I.; Jon, SKantoff, .; P.W.; Richie, J.P.; Langer, R. Targeted nanoparticle-aptamer bioconjugates for cancer chemotherapy in vivo *Proc. Sci.* USA **2006**, 103, 6315-6320.

Feder, D.; Bishop J.M. Purificação e caraterização enzimática de $PP^{60c\text{-}src}$ de plaquetas humanas. *J.Biol. Chem* **1990**, 265, 8205-8211.

Ferrel, J.E. Jr.; Martin G.S. A fosforilação de proteínas específicas da tirosina das plaquetas é regulada pela trombina. *Mol.Cell Biol* **1988**, 8, 3603-3610.

Ferrel, J.E.; Martin G.S. A fosforilação de proteínas específicas da tirosina é regulada pela glicoproteína IIb/IIIa nas plaquetas. *Proc Natl Acad Sci*, EUA **1989**, 86: 2234-2238.

Foldbjerga, R.; Olesena, P.; Hougaardb, M.; Danga, D.A.; Hoffmannc, H.J.; Autrup, H. Nanopartículas de prata revestidas com PVP e iões de prata induzem espécies reactivas de oxigénio, apoptose e necrose em monócitos THP-1. *Toxicol. Lett.* **2009**, *190*, 156-162.

Fox, J.E.B. The platelet cytoskeleton. *Thromb. Haemost.* **1993**, 70, 884-893.

Fox, J.E.B.; Phillips, D.R. Role of phosphorylation in mediating the association of myosin with the cytoskeletal structures of human platelets. *J. Biol. Chem.* **1982**, 257, 4120.

Fritzsche, W.; Taton, T.A. Metal nanoparticles as labels for heterogeneous, chip-based DNA detection. *Nanotecnologia* **2003**, *14*, R63-R73.

Fu, C.C.; Lee, H.Y.; Chen, K.; Lim, T.S.; Wu, H.Y.; Lin, P.K.; Wei, P.K.; Tsao, P.H.; Chang, H.C.; Fann, W. Caracterização e Aplicação de um Único Fluorescente Nanodiamantes como biomarcadores celulares. *Proc. Natl. Acad. Sci. USA* **2007**, *104*, 727-732.

Gaffet, E.; Tachikart, M.; El Kedim, O.; Rahouadj, R. Nanostructural Materials Formação por liga mecânica: Análise Morfológica Baseada em Observações de Microscopia Eletrónica de Transmissão e Varrimento. *Mater. Charact.* **1996**, *36*, 185-190.

Gear, A.R.L. Reacções de pré-agregação das plaquetas. *Sangue* **1981**, 58, 477-490.

Ghosh, P.; Han, G.; De, M.; Kim, C.K.; Rotello, V.M. Gold nanoparticles in delivery applications. *Adv.Drug Delivery Rev* **2008**, *60*, 1307-1315.

Ginsberg M. H.; Du X.; Plow E. Inside-out integrin signaling. *Curr Opin Cell Biol.* **1992**, *4,* 766-771.

Ginsberg M.H.; Taylor L.; Painter R.G. The mechanism of thrombin-indduced platelet fator 4 secretion. *Blood* **1980**, *55*, 661-668.

Goki, E.; Lin, Y.; Mattevi, C.; Yamaguchi, H.; Chen, H.; Chen, I.; Chen, C.; Chhowalla, M.; Ibáñez-Pera, R.; Bergquist, P.L.; Walter, M.R.; Gibbs, M.; Goldys, E.M.; Ferrari, B. Blue photoluminescence from chemically derived graphene oxide. *Adv. Mater.* **2009**, *22*, 505-509.

Golden A.; Brugge J.S.; Shattil S.J. Role of platelet membrane glycoprotein IIb-IIIa complex in agonist-induced tyrosine phosphorylation of platelet proteins. *J Cell Biol.* **1990**, 111, 3117-3127.

Golden, A.; Brugge, J.S. Thrombin treatment induces rapid changes in tyrosine phosphorylation in platelets. *Proc. Natl. Acad. Sci. U.S.A.* **1989**, *86*, 901-905 Gómez-Navarro, C.; Weitz, R.T.; Bittner, A.M.; Scolari, M.; Mews, A.; Burghard, M.; Kern K. Electronic transport properties of individual chemically reduced graphene oxide sheets. *Nano Lett.* **2007**, *7*, 3499-3503.

Gonçalves, G.; Marques, P.A.A.P.; Barros-Timmons, A.; Bdikin, I.; Singh, M.K.; Emamic, N.; Gracio, J. Graphene Oxide Modified with PMMA *via* ATRP as Reinforcement Filler. *J. Mater. Chem.* **2010**, *20*, 9927-9934.

Gottschalk, K.E.; Kessler, H. The structure of integrin and integrin ligand complex implications for drug design and signal transduction. *Angew. Chem. Int. End Engl.* **2002**, 41, 3767-3774.

Grynkiewicz, G.; Poenie, M.; Tsien, R.Y. A New Generation of $Ca^{2+}$ Indicators with Greatly Improved Fluorescence Properties. *J. Biol. Chem.* **1985**, *260*, 3440-3450.

Gupta, A.; Chen, G.; Joshi, P.; Tadigadapa, S.; Eklund, P.C. Raman scattering from high- frequency phonons in supported n-graphene layer films. *Nano Lett.* **2006**, *6*, 2667-2673.

Gupta, R.; Chakrabarti, P.; Dikshit, M.; Dash, D. Late signaling in the activated platelets upregulates tyrosine phosphatase SHP1 and impairs platelet adhesive functiuon: Regulação por cálcio e Src

Kinase. *Biochim. Biophys. Ata* **2007**, *1773*, 131-140.

Gutkind, J.S.; Lacal, P.M.; Robbins, K.C. Thrombin dependent association of phosphotidylinositol-3-kinase with $pp^{60c\text{-}Src}$ and $p^{59}$ fyn in human platelets. *Mol. Cell Biol.* **1990**, 10, 3806-3809.

Harper, M.T.; Sage, S.O. PAR-1-dependent pp60src activation is dependent on protein kinase C and increased $[Ca^{2+}]i$: evidence that pp60src does not regulate PAR-1-dependent $Ca^{2+}$ entry in human platelets. *J Thromb Haemost.* **2006**, 4, 2695-2703.

Harr, M.W.; Distelhorst, C.W. Apoptosis and Autophagy: Decoding Calcium Signals that Mediate Life or Death. *Cold Spring Harb Perspect Biol* **2010**, *2*, a005579-5596.

Hartwig, J.H.; Kwiatkowski, D.J. Actin binding proteins. *Curr. Opin. Cell Biol.* **1991**, 3, 87-97.

Hartwig, J.H. Platelet morphology, in Thrombosis and Haemorrhage, Loscalzo J and Schafer AI (eds), *Williams and Wilkins*, Baltimore, Maryland, USA, **1998**; p 207-228.

Haslam R.J.; Davidson M.L. Potenciação pela trombina da secreção de serotonina a partir de plaquetas permeabilizadas equilibradas com tampões de $Ca^{2+}$. Relação com a fosforilação de proteínas e a formação de diacilglicerol. *Biochem J.* **1984**, 222, 351-61.

He, Q.Y.; Sudibya, H.G.; Yin, Z.Y.; Wu, S.X.; Li, H.; Boey, F.; Huang, W.; Chen, P.; Zhang, H. Micropadrões de filmes de óxido de grafeno reduzido com comprimento centimétrico e em grande escala: Fabrication and Sensing Applications. *ACSNano* **2010**, *4,* 3201-3208.

He, S.; Song, B.; Li, D.; Zhu, C.; Qi, W.; Wen, Y.; Wang, L.; Song, S.; Fang, H.; Fan, C.A Graphene Nanoprobe for Rapid, Sensitive, and Multicolor Fluorescent DNA Analysis. *Adv. Funct. Mater.* **2010**, *20*, 453-459.

Hirata, M.; Gotou, T.; Horiuchi, S.; Fujiwara, M.; Ohba M. Partículas de película fina de óxido de grafite 1: Síntese de alto rendimento e flexibilidade das partículas. *Carbono* **2004**, *42*, 29292937

Holt, K.B. Diamond at the Nanoscale: Applications of Diamond Nanoparticles from Cellular Biomarkers to Quantum Computing (Aplicações de nanopartículas de diamante desde biomarcadores celulares até à computação quântica). *Phil. Trans. R. Soc. A.* **2007**, *365*, 28452861.

Hu, W.; Peng, C.; Luo, W.; Lv, M.; Li, X.; Li, D.; Huang, Q.; Fan, C. Graphene-Based Antibacterial Paper. *ACS Nano* **2010**, *4*, 4317-4323.

Hu, Y.; Shen, J.; Li, N.; Shi, M.; Ma, H.; Yan, B.; Wang, W.; Huang, W.; Ye, M. AminoFunctionalization of Graphene Sheets and the Fabrication of their Nanocomposites. *Polymer Composites* **2010**, *31*, 1987-1994.

Hu, W.; Peng, C.; Luo, W.; Lv, M.; Li, X.; Li, D.; Huang, Q.; Fan.C. Papel antibacteriano à base de grafeno. *ACS Nano* **2010**, *4*, 4317-4323.

Hu, W.; Peng, C.; Luo, W.; Lv, M.; Li, X.; Li, D.; Huang, Q.; Fan. C. Papel antibacteriano à base de grafeno. *ACS Nano* **2010**, *4*, 4317-4323.

Huang, L.C.; Chang, H.C. Adsorção e imobilização do citocromo c em nanodiamantes. *Langmuir* **2004**, *20*, 5879-5884.

Huang, M.M.; Lipfert, L.; Cunningham, M.; Brugge, J.S.; Ginsberg, M.H.; Shattil, S.J. A ligação do ligando adesivo à integrina $\alpha_{IIb}\beta_3$ estimula a fosforilação da tirosina da nova proteína de fosforilação da pp[125] FAK. *J. Cell Biol.* **1995**, 122, 473-483.

Huang, H.; Pierstorff, E.; Osawa, E.; Ho, D. Active Nanodiamond Hydrogels for Chemotherapeutic Delivery. *Nano Lett.* **2007**, *7*, 3305-3314.

Huang, K. -J.; Niu, D.-J.; Liu, X.; Wu, Z.-W., Yang, F.; Chang, Y.-F.; Wu, Y.-Y. Eletroquímica direta da catalase em filme composto de nanopartículas de ouro/grafeno funcionalizado com amina para sensor de peróxido de hidrogénio. *Electrochimica Ata* **2011**, *56*, 2947-2953.

Hubbard, S.R.; Till, J.H. Protein tyrosine kinase structure and function. *Ann. Rev. Biochem.* **2000**, 69, 373-398.

Huff, T.B.; Tong, L.; Zhao, Y.; Hansen, M.N.; Cheng, J,X.; Wei, A. Hyperthermic effects of gold nanorods on tumor cells. *Nanomedicina* **2007**, *2*, 125-132.

Hunter, T. Protein kinases and phosphatases: the yin and yang of protein phosphorylation and signaling. *Cell* **1995**, *80*, 225-236.

Hynes, R.O. Integrins: versality, modulation, and signaling cell adhesion (Integrinas: versatilidade, modulação e sinalização da adesão celular). *Cell* **1992**, 69, 11-25.

Iijima, S. Helical Microtubules of Graphitic Carbon (Microtúbulos helicoidais de carbono grafítico). *Nature* **1991**, *354*, 56-58.

Iijima, S.; Ichihashi, T. Single-Shell Carbon Nanotubes of 1-nm Diameter. *Nature* 1993, *363*, 603-605.

Jackson, S.P.; Nesbitt, W.S.; Kulkarni, S. Eventos de sinalização subjacentes à formação de trombos. *J Thromb Haemost* **2003**, 1, 1602-1612.

Jackson, S.P.; Schoenwaelder, S.M.; Yua, Y.; Salem, H.H.; Cooray, P. Nonreceptor protein tyrosine kinases and phosphatases in human platelets. *Thromb. Haemost.* **1996**, *76,* 640-650.

Jia, G.; Wang, H.; Yan, L.; Wang, X.; Pei, R.; Yan, T.; Zhao, Y.; Guo, X. Citotoxicidade de nanomateriais de carbono: Single-wall Nanotube, Multi-wall Nanotube, and Fullerene. *Environ. Sci. Technol.* **2005**, *39*, 1378-1383.

Jia, G.; Wang, H.; Yan, L.; Wang, X.; Pei, R.; Yan, T.; Zhao, Y.; Guo, X. Citotoxicidade de nanomateriais de carbono: Single-wall Nanotube, Multi-wall Nanotube, and Fullerene. *Environ. Sci. Technol.* **2005**, *39*, 1378-1383.

Jung, J.H.; Cheon, D.S.; Liu, F.; Lee, K.B.; Seo, T.S. A Graphene Oxide Based ImmunoBiosensor for Pathogen Detection. *Angew. Chem. Int. Ed.* **2010**, *49*, 5708-5711.

Jurk, K.; Kehrel, B. E. Platelets: Physiology and Biochemistry. *Seminários em Trombose e Hemostasia* **2005**, *31*, 381-392

Kam, N.W.S.; O'Connell, M.; Wisdom, J.A.; Dai, H.J. Carbon Nanotubes as Multifunctional Biological Transporters and Near-Infrared Agents for Selective Cancer Cell Destruction. *Proc. Natl. Acad. Sci.* **2005**, *102*, 11600-11605.

Kam, N.W.S.; Liu, Z.; Dai, H. Functionalization of Carbon Nanotubes via Cleavable Disulfide Bonds for Efficient Intracellular Delivery of siRNA and Potent Gene Silencing. *J. Am. Chem. Soc.* **2005**, *127*, 12492-12493.

Kamat, P.V. Fotofísica, Fotoquímica e Fotocatalítica fotocatalíticos de metais Nanopartículas. *J. Phys. Chem. B* **2002**, *106*, 7729-7744.

Kang, X.; Wang, J.; Wu, Hong.; Aksay, I.A.; Liu, J.; Lin, Y. Glucose Oxidase- Graphene-Chitosan Modified Electrode for Diret Electrochemistry and Glucose Sensing. *Biosensors & Bioelectronics* **2009**, *25*, 901-905.

Katz, E.; Willner, I. Sistemas híbridos integrados de nanopartículas e biomoléculas: Synthesis, Properties, and Applications. *Angew. Chem. Int. Ed.* **2004**, *43*, 6042-6108.

Kim, J.S.; Kuk, E.; Yu, K.N.; Kim, J.H.; Park, S.J.; Lee, H.J. Antimicrobial effects of silver nanoparticles. *Nanomedicina: NBM* **2007**, *3*, 95-101.

Kittler, S.; Greulich, C.; Diendorf, J.; K€oller, M.; Epple, M. A toxicidade das nanopartículas de prata aumenta durante o armazenamento devido à dissolução lenta sob libertação de iões de prata. *Chem. Mater.* **2010**, *103*, 4548-4554.

Klasen, H.J. A historical review of the use of silver in the treatment of burns. II. Interesse renovado pela prata. *Burns* **26**, 131-138 (2000).

Kong, X.L.; Huang, L.C.; Hsu, C.M.; Chen, W.H.; Han, C.C.; Chang, H.C. High-Affinity Capture of Proteins by Diamond Nanoparticles for Mass Spectrometric Analysis. *Anal. Chem.* **2005**, *77*, 259-265.

Kossovsky, N.; Gelman, A.; Hnatyszyn, H.J.; Rajguru, S.; Garrell, R.L. Torbati, S.; Freitas, S.S.; Chow, G.M. Surface-modified diamond nanoparticles as antigen delivery vehicles. *Bioconjug Chem* **1995**, *6*, 507-511.

Krotz, F.; Sohn, H.Y.; Pohl, U. Reactive Oxygen species: Players in the Platelet Game. *Arterioscler. Thromb. Vasc. Biol.* **2004**, *24*, 1988-1996.

Krueger, A. Diamond Nanoparticles: Jewels for Chemistry and Physics. *Adv. Mater.* **2008,** *14*, 2445-2449.

Langer, R. Drug delivery: drugs on target. *Science* **2001**, *293*, 58-59.

Lapetïna, E.G. A transdução de sinal induzida pela trombina nas plaquetas. *FEBS Lett.* **1990**, *268*, 400-404.

Law, D.A.; De Guzman F.R.; Heiser, P.; Ministri-Madrid, K.; Killeen, N.; Phillips, D.R. Integrin cytoplasmic tyrosine motif is required for outside-in αIIbβ3 signalling and platelet function. *Nature*

**1999**, *401*, 808-811.

Lee, H.J.; Park, J.; Yoon, O.J.; Kim, H.W.; Lee, D.Y.; Kim, D. H.; Lee, W.B.; Lee, N.- E.; Bonventre, J.V.; Kim, S.S. Amine-Modified Single-Walled Carbon Nanotubes Protect Neurons from Injury in a Rat Stroke Model. *Nature Nanotechnol.* **2011**, *6*, 121-125.

Lee, W.; Parpura, V. Wiring Neurons with Carbon Nanotubes. *Front. Neuroeng.* **2009,** *2*, 1-3.

Levy, J. Abnormal cell calcium homeostasis in type 2 diabetes mellitus: a new look on old disease. *Endocrine* **1999**, 10, 1-6.

Liao, K. -H.; Lin, Y. -S.; Macosko, C. W.; Haynes, C. L. Cytotoxicity of Graphene Oxide and Graphene in Human Erythrocytes and Skin Fibroblasts. *ACS Appl. Mater. Interfaces* **2011**, *3*, 2607-2615.

Lin, K.H.; Chang, H.C.; Lu, W.J.; Jayakumar, T.; Chou, H.C.; Fong, T.H.; Hsiao, G.; Sheu, J.R. Comparação das actividades relativas da indução da apoptose plaquetária estimulada por vários agentes activadores de plaquetas. *Platelets* **2009**, *20*, 575-581.

Litjens, P.E.H.M; Akkerman, J.-W.N.; Willigen, G.V. Platelet integrin aIIbb3: target and generator of signaling. *Platelets* **2000**, 11, 310-319

Liu, Z.; Sun, X.; Nakayama, N.; Dai, H. Química supramolecular em nanotubos de carbono solúveis em água para carregamento e entrega de medicamentos. *ACS Nano* **2007**, *1*, 50-56.

Liu, F.; Choi, J.Y.; Seo, T.S. Graphene oxide arrays for detecting specific DNA hybridization by fluorescence resonance energy transfer. *Biosens Bioelectron.* **2010**, *25*, 2361-2365.

Liu, H.; Gao, J.; Xue, M.Q.; Zhu, N.; Zhang M.N.; Cao, T.B. Processamento de grafeno para aplicação eletroquímica: funcionalização não covalente de folhas de grafeno com verde de metileno electroactivo solúvel em água. *Langmuir* **2009**, *25*, 12006-12010.

Liu, Y.; Yu, D.; Zeng, C.; Miao, Z.; Dai, L. Biossensores de glicose biocompatíveis à base de óxido de grafeno. *Langmuir* **2010**, *26*, 6158-6160.

Liu, Z.; Chen, K.; Davis, C.; Sherlock, S.; Cao, Q.; Chen, X.; Dai, H. Drug Delivery with Carbon Nanotubes for ***In Vivo*** Cancer Treatment. Cancer Res. **2008**, *68*, 6652-6660.

Liu, Z.; Robinson, J.T.; Sun, X.; Dai, H. PEGylated Nano-Graphene Oxide for Delivery of Water Insoluble Cancer Drugs. *J. Am. Chem. Soc.* **2008**, *130*, 10876-10877.

Liu, Z.; Tabakman, S.; Welsher, K.; Dai, H. Carbon Nanotubes in Biology and Medicine: *In Vitro* and *In Vivo* Detection, Imaging and Drug Delivery. *Nano Res.* **2009**, *2*, 85-120.

Lopez, J.J.; Camello-Almaraz, C.; Pariente, J.A.; Pariente, J.A.; Salido, G.M.; Rosado, J.A. $Ca^{2+}$ accumulation into acidic organelles mediated by $Ca^{2+}$- and vacuolar $H^{+}$ - ATPases in human platelets. *Biochem J* **2005**, *390,* 243-252.

Lopez, J.J.; Salido, G.M.; Gómez-Arteta, E.; Rosado, J.A.; Pariente, J.A. Thrombin induces apoptotic events through the generation of reactive oxygen species in human platelets. *J Thromb Haemost.*

**2007**, *5*, 1283-1291

Lowery, A.R.; Gobin, A.M.; Day, E.S.; Halas, N.J.; West, J.L. Immunonanoshells for Targeted Photothermal Ablation of Tumor Cells. *Int. J. Nanomed.* **2006**, *1*, 149-154.

Lu, C.H.; Zhu, C.L.; Li, J.; Liu, J.J.; Chen, X.; Huang-Hao, Y. Utilização de grafeno para proteger o ADN da clivagem durante a entrega celular. *Chem. Commun.* **2010**, *46*, 3116-3118.

Lu, X.K.; Yu, M.F.; Huang, H.; Ruoff, R.S. Tailoring Graphite with the Goal of Achieving Single Sheets. *Nanotechnology* **1999**, *10*, 269-272.

Luo, J.; Cote, L.J.; Tung, V.C.; Tan, A.T.L.; Goins, P.E.; Wu, J.; Huang, J. Graphene Oxide Nanocolloids. *J. Am. Chem. Soc.* **2010**, *132*, 17667-17669.

Luo, Z.; Lu, Y.; Somers, L.A.; Johnson, A.T. Preparação de alto rendimento de membranas de óxido de grafeno. *J. Am. Chem. Soc.* **2009**, *131*, 898-899.

Lynch, R.M.; Voy, B.H.; Glass, D.F.; Mahurin, S.M.; Zhao, B.; Hu, H.; Saxton, A.M.; Donnell, R.L.; Cheng, M.-D. Assessing the Pulmonary Toxicity of Single-walled Carbon Nanohorns [Avaliação da toxicidade pulmonar de nano-chifres de carbono de parede simples]. *Nanotoxicology* **2007**, *1*, 157-166.

MacKintosh C.; MacKintosh R.W. Inibidores de tirosina quinases e fosfatases. *Trends Biochemi Sci.* **1994**, 19, 444-448.

Magrez, A.; Kasas, S.; Salicio, V.; Pasquier, N.; Seo, J.W.; Celio, M.; Catsicas, S.; Schwaller, B.; Forro, L. Cellular Toxicity of Carbon-based Nanomaterials. *Nano Lett.* **2006**, *6*, 1121-1125.

Mangum, J.B.; Turpin, E.A.; Antao-Menezes, A.; Cesta, M.F.; Bermudez, E.; Bonner, J.C. A fibrose intersticial induzida por nanotubos de carbono de parede simples (SWCNT) nos pulmões de ratos está associada a níveis aumentados de PDGF mRNA e à formação de estruturas intercelulares únicas de carbono que ligam macrófagos alveolares *in situ. Part Fibre Toxicol* **2006**, *3*, 1-13.

Manna, S.K.; Sarkar, S.; Barr, J.; Wise, K.; Barrera, E.V.; Jejelowo, O.; Rice-Ficht, A.C.; Ramesh, G.T. Single-walled Carbon Nanotube Induces Oxidative Stress and Activates Nuclear Transcription Fator-kappaB in Human Keratinocytes. *Nano Lett.* **2005**, *5*, 16761684.

Marcon, L.; Riquet, F.; Vicogne, D.; Szunerits, S.; Bodart, J.F.; Boukherroub, R. Cellular and in vivo toxicity of functionalized nanodiamond in Xenopus embryos. *J. Mater. Chem.* **2010**, *20*, 8064-8069.

Marcu, M.G.; Zhang, L.; Nau-Staudt, K.; Trifaro, J.M. Recombinant scinderin, an F-actin severing protein, increases calcium-induced release of serotonin from permeabilized platelets, an effect blocked by two scinderin-derived actin-binding peptides and phosphatidylinositol 4, 5-bisphosphate. *Blood,* **1996**, 87, 20-24.

Marie, D.; Bruussard, C.; Bratbak, G.; Vaulot, D. Enumeração de vírus marinhos em cultura e amostras naturais por citometria de fluxo. *Appl. Environ. Microbiol.* **1999**, *65,* 4552.

Markovic, Z.; Trajkovic, V. Biomedical potential of the reactive oxygen species generation and quenching by fullerenes (C60). *Biomaterials* **2008**, *29*, 3561-3573.

McGarry, H.F.; Plant, L.D.; Taylor, M.J. A atividade da dietilcarbamazina contra microfilárias *de Brugia malayi* é dependente da sintase de óxido nítrico sintase de óxido nítrico induzível e da via da ciclo-oxigenase. *Filaria J.* **2005**, *4*, 4-12.

Miller, D.L.; Kubista, K.D.; Rutter, G.M.; Ruan, M.; Heer, W.A.D.; First, P.N.; Joseph, A. Structural Analysis of Multilayer Graphene *via* Atomic Moiré Interferometry. *Physical Review B.* **2010**, *81*, 125427-125432.

Misra, A.; Tyagi, P.K.; Singh, M.K.; Misra, D.S. FTIR Studies of Nitrogen Doped Carbon Nanotubes. *Diam. Relat. Mater.* **2006**, *15*, 385-388.

Miura, N.; Shinohara, Y. Efeito citotóxico e indução de apoptose por nanopartículas de prata em células HeLa. ***Biochem. Biophys. Res. Commun.*** **2009**, *390*, 733-737.

Mkhoyan, K.A.; Contryman, A.W.; Silcox, J.; Stewart, D.A.; Eda, G.; Mattevi, C.; Miller, S.; Chhowalla, M. Atomic and electronic structure of graphene-oxide. *Nano Lett.* **2009**, *9*, 1058-1063.

Mohanty, N.; Berry, V. Biodevice de resolução de bactéria única e transístor de ADN baseados em grafeno: Interfacing Graphene Derivatives with Nanoscale and Microscale Biocomponents [Interface de derivados de grafeno com biocomponentes em nano e microescala]. *Nano Lett.* **2008**, *8*, 4469-4476.

Momi, S.; Falcinelli, E.; Giannini, S.; Ruggeri, L.; Cecchetti, L.; Corazzi, T.; Libert, C.; Gresele, P. Loss of Matrix Metalloproteinase 2 in Platelets Reduces Arterial Thrombosis *In Vivo*. *J. Exp. Med.* **2009**, *206*, 2365-2379.

Morones, J.R.; Elechiguerra, J.L.; Camacho, A.; Holt, K.; Kouri, J.B.; Ramirez, J.T.; Yacaman, M.J. The bactericidal effect of silver nanoparticles. *Nanotechnology* **2005**, *16*, 2346-2353.

Muller, J.; Huaux, F.; Moreau, N.; Misson, P.; Heilier, J.F.; Delos, M. Respiratory Toxicity of Multi-wall Carbon Nanotubes. *Toxicol. Appl. Pharmacol.* **2005**, *207,* 221231.

Murphy C.J.; Gole, A.M.; Stone, J.W.; Sisco, P.N.; Alkiany, A.M.; Goldsmith, E.C.; Baxter, S.C. Gold Nanoparticles in Biology: Beyond Toxicity to Cellular Imaging. *Acc. Chem. Res.* **2008**, *41*, 1721-1730.

Nachmias V.T. Cytoskeleton of human platelets at rest and after spreading. *J. Cell Biol.* **1980**, 86, 795-802.

Nakamura, M.; Ishimura, K. Avaliação rápida do tamanho de nanopartículas utilizando citometria de fluxo. *Adv. Sci. Lett.* **2010**, *3*, 130-137.

Nakanishi, K.; Sakiyama, T.; Imamura, K. Sobre a adsorção de proteínas em superfícies sólidas, um fenómeno comum mas muito complicado. *J. Biosci. Bioeng.* **2001**, *91*, 233244.

Nishikawa, M.; Tanaka, T.; Hidaka, R.; Hidaka, H. $Ca^{2+}$-calmodulina-dependente fosforilação e secreção plaquetária. *Nature*, **1980**, 287, 863-865.

Novoselov, K.S.; Geim, A.K.; Morozov, S.V.; Jiang, D.; Zhang, Y.; Dubonos, S.V.; Grigorieva, I.V.; Firsov, A.A. Electric Field Effect in Atomically Thin Carbon Films. *Science* **2004**, *306*, 666-669.

O'Neal, D.P.; Hirsch, L.R.; Halas, N.J.; Payne, J.D.; West, J.L. Photo-thermal tumor ablation in mice using near infrared-absorbing nanoparticles. *Cancer Lett* **2004**, *209*, 171. Obergfell, A.; Eto, K.; Mocsai, A.; Buensuceso, C.; Moores, S.L.; Brugge, J.S.; Lowell, C. A.; Shattil. S.J. Interações coordenadas de Csk, Src e Syk Kinases com α∏b | $^{1}{}_{3}$ Iniciam a sinalização de integrina para o citoesqueleto. ***J. Cell Biol.*** **2002, *157*, 265-275.**

Pan, Y.; Neuss, S.; Leifert, A.; Fischler, M.; Wen, F.; Simon, U.; Schmid, G.; Brandau, W.; Jahnen-Dechent, W. Size- dependent cytotoxicity of gold nanoparticles. *Small* **2007**, *3*, 1941-1949.

Panacek, A.; Kvitek, L.; Prucek, R.; Kolar, M.; Vecerova, R.; Pizurova, N.; Sharma, V.; Nevecna, K.T.; Zboril, R. Silver colloid nanoparticles: synthesis, characterization, and their antibacterial activity. *J. Phys. Chem. B* **2006**, *110*, 16248-16253.

Pandey, P.; Singh, S.P.; Arya, S.K.; Gupta, V.; Datta, M.; Singh, S.; Malhotra, B.D. Aplicação de nanopartículas de ouro tioladas para o aumento da atividade da glucose oxidase. *Langmuir* **2007**, *23*, 3333-3337.

Pantarotto, D.; Briand, J.P.; Prato, M.; Bianco, A. Translocação de péptidos bioactivos através das membranas celulares por nanotubos de carbono. *Chem. Commun.* **2004**, *7*, 16-17.

Park, J.S.; Cho, S.M.; Kim, W.-J.; Park, J.; Yoo, P.J. Fabrication of Graphene Thin Films Based on Layer-By-Layer Self-Assembly of Functionalized Graphene Nanosheets. *ACS Appl. Mater. Interfaces* **2011**, *3*, 360-368.

Park, S.; Ruoff, R.S. Métodos químicos para a a produção de grafenos. *Nat. Nanotechnol.* **2009**, *4*, 217-224.

Payrastre, B.; Missy, K.; Trumel, C.; Bodin, S.; Plantavid, M.; Chap, H. A integrina $\alpha_{IIb}\beta 3$ na transdução de sinais em plaquetas humanas. *Biochem. Pharmacol.* **2000**, 60, 1069-1074. Peerschke, E.I.B.; Lopez, J.A. Platelet membranes and receptors, Loscaizo J and Schafer AI (eds) in Thrombosis and Haemorrhage, *Williams and Wilkins*, Baltimore, Maryland, USA, **1998**; p 229-260.

Peng, C.; Hu, W.; Zhou, Y.; Fan, C.; Huang, Q. Imagiologia intracelular com uma sonda fluorescente à base de grafeno. *Small* **2010**, *6*, 1686-1692.

Pissuwan, D.; Valenzuela, S.M.; Cortie, M.B. Therapeutic possibilities of plasmonically heated gold nanoparticles. *Trends Biotechnol* **2006**, *24*, 62-67.

Poland, C.A.; Duffin, R.; Kinloch, I.; Maynard, A.; Wallace, W.A.H.; Seaton, A.; Stone, V.; Brown, S.; Macnee, W.; Donaldson, K. Os nanotubos de carbono introduzidos na cavidade abdominal de ratos apresentam patogenicidade semelhante à do amianto num estudo piloto. *Nature Nanotech.* **2008**, *3*, 423- 428.

Polasaek, J.Y.; Richardson, M.Y.; Moore, M.A.; Blajchman, M.A. Evidência de um mecanismo alternativo de secreção de plaquetas humanas envolvendo a periferização de grânulos secretores e a formação de uma estrutura multivesicular associada à membrana. *Thromb. res.* **1987**, 45, 771-782.

Poole, A.W.; Watson, S.P. Regulation of cytosolic calcium by collagen in single human platelets *Br J Pharmacol.* **1995**, *115*, 101-106

Porter, J.C.; Hogg, N. Integrins take partners: cross-talk between integrin and other membrane receptors. *Trends Cell Biol.* **1998**, 8, 390-396.

Prevost, N.; Woulfe, M.; Tognolini, M.; Brass, L.F. Contact-dependent signaling during the late events of platelet activation. *J. Throm. Haemost.* **2003**, *1, 1613-1627.*

Pula, G.; Schuh, K.; Nakayama,K.; Nakayama,K.I.; Walter, U.; Poole A.W. PKC Regulates Collagen-induced Platelet Aggregation Through Inhibition of VASP-mediated Filopodia Formation. *Blood* **2006**, *108*, 4035-4044.

Pulskamp, K.; Diabaté, S.; Krug, H.F. Carbon Nanotubes Show No Sign of Acute Toxicity but Induce Intracellular Reactive Oxygen Species in Dependence on Contaminants. *Toxicol Lett.* **2007**, *168*, 58-74.

Pumiglia, K.M.; Lau, L.F.; Huang, C.K.; Burroughs, S.; Feinstein, M.B. Activation of signal transduction in platelets by the protein tyrosine phosphatase inhibitor pervanadate. *Biochem J.* **1992**, 286, 441-449.

Radomski, A.; Jurasz, P.; Alonso-Escolano, D.; Drews M.; Morandi M.; Malinski, T.; Radomski, M.W. Nanoparticle-induced Platelet Aggregation and Vascular Thrombosis. *Br. J. Pharmacol.* **2005**, *146,* 882-893.

Ramanathan, T.; Fisher, F.T.; Ruoff, R.S.; Brinson, L.C. Amino-Functionalized Carbon Nanotubes for Binding to Polymers and Biological Systems. *Chem. Mater.* **2005**, *17,* 1290-1295.

Reddy, A.L.M.; Srivastava, A.; Gowda, S.R.; Gullapalli, H.; Dubey, M.; Ajayan, P.M. Síntese de filmes de grafeno dopados com nitrogénio para aplicação em baterias de lítio. *ACS Nano* **2010**, *4*, 6337-6342.

Rembaum, A.; Dreyer, W.J. Immunomicrospheres: reagents for cell labeling and separation *Science* **1980**, *208*, 364-368.

Rembold, C.M. Regulation of contraction and relaxation in arterial smooth muscle (Regulação da contração e relaxamento no músculo liso arterial).
*Hipertensão* **1992**, *20*, 129-137

Ribble, D.; Goldstein, N.B.; Norris, D.A.; Shellman, Y.G. Uma técnica simples para quantificar a apoptose em placas de 96 poços. *BMC Biotechnology* **2005**, *5*, 12-19.

Rink, T.J.; Sage, S.O. Calcium signaling in human platelets. *Annu Rev Physiol* **1990**, 52, 431-449.

Roach, P.; Farrar, D.; Perry, C.C. Surface Tailoring for Controlled Protein Adsorption: Effect of

Topography at the Nanometer Scale and Chemistry (Efeito da topografia à escala nanométrica e química). *J. Am. Chem. Soc.* **2006,** *128,* 3939-3945.

Robinson, J.T.; Tabakman, S.M.; Liang, Y.; Wang, H.; Casalongue, S.H.; Vinh, D.; Dai, H. Óxido de Grafeno Reduzido Ultrapequeno com Absorvância Elevada no Infravermelho Próximo para Terapia Fototérmica. *J. Am. Chem. Soc.* **2011,** *133,* 6825-6831.

Rojo, J.; Diaz, V.; de la Fuente, J.M.; Segura, I.; Barrientos, A.G.; Riese, H.H.; Bernad, A.; Penades, S. Gold glyconanoparticles as new tools in antiadhesive therapy. *Chem Bio Chem* **2004,** *5,* 291-297.

Rosado, J.A.; Sage S.O. Protein Kinase C activates non-capacitative calcium entry in human platelets. *J of Physiology,* **2000**, 529.1, 159-169.

Rosi, N.L.; Giljohann, D.A.; Thaxton, C.S.; Lytton-Jean, A.K.R.; Han, M.S.; Mirkin, C.A. Nanopartículas de ouro modificadas com oligonucleótidos para regulação genética intracelular.
*Science* **2006,** *312,* 1027-1030.

Roy, K.; Mao, H.Q.; Huang, S.K.; Leong, K.W. Oral gene delivery with Chitosan-DNA nanoparticles generates immunologic protection in a murine model of peanut allergy. *Nat. Med.* **1999**, *5*, 387-391.

Saller, F.; Schapira, M.; Angelillo-Scherrer, A. Papel da sinalização plaquetária na estabilização do trombo: Potenciais implicações terapêuticas. *Curr. Signal Transd. T.* **2008**, *3*, 22-54. Sanchez, V.C.; Jachak, A.; Hurt, R.H.; Kane A.B. Biological Interactions of GrapheneFamily Nanomaterials: An Interdisciplinary Review. *Chem. Res. Toxicol.* **2012**, *25*, 1534.

Sargeant, P.; Farndale, R.W.; Sage, S.O. A entrada de $Ca^{2+}$ e a fosforilação da proteína-tirosina provocadas pelo ADP e pela tapsigargina são inibidas pelos inibidores da tirosina quinase genisteína e metil-2,5-dihidroxicinamato em plaquetas humanas carregadas com fura-2. *J. Biol. Chem.* **1993**, *268*, 18151-18156

Sasidharan, A.; Panchakarla, L.S.; Chandran, P.; Menon, D.; Nair, S.; Rao, C.N.R.; Koyakutty, M. Interações Nano-Bio Diferenciais e Efeitos de Toxicidade do Grafeno Pristino *Versus* Funcionalizado. *Nanoscale* **2011**, *3*, 2461-2464.

Sato, K.; Obinata, K.; Sugawara, T.; Urabe, I.; Yomo, T. Quantificação das propriedades estruturais de lipossomas individuais de tamanho celular por citometria de fluxo. *J. Biosci. Bioeng.* **2006**, *102*, 171-178.

Sawyer, T.; Boyce, B.; Dalgarno, D.; Luliucci, J. Src inhibitors: genomics to therapeutics. *Expert. Opin. Investig. Drugs* **2001,** 10, 1327-1344.

Sayers, C.M.; Fortner, J.D.; Guo, W.; Lyon, D.; Colvin, V.L. O diferencial citotoxicidade dos fulerenos solúveis em água. *Nano Lett.* **2004**, *4*, 1881-1887.

Sayes, C.M.; Liang, F.; Hudson, J.L.; Mendez, J.; Guo, W.; Beach, J.M.; Moore, V.C.; Doyle, C.D.; West, J.L.; Billups, W.E.; Ausman, K.D. Functionalization Density Dependence of

Single-walled Carbon Nanotubes Cytotoxicity *In Vitro*. *Toxicol. Lett.* **2006**, *161*, 135-142.

Schick, P.K. Megakaryocyte and platelet lipids, Colman et al (eds), in Hemostasis and thrombosis, *J. B. Lippincott Company*, Philadelphia, Pennsylvania, USA, **1994**; p 574589.

Schniepp, H.C.; Li, J.; McAllister, M.J.; Sai, H.; Alonso, M.H.; Adamson, D.H.; Prud'homme, R.K.; Car, R.; Saville, D.A.; Aksay, I.A. Functionalized Single Graphene Sheets Derived from Splitting Graphite Oxide. *J. Phys. Chem.* **2006**, *110*, 8535-8539.

Schofield, C.L.; Haines, A.H.; Field, R.A.; Russell, D.A. Glyconanoparticles for the Colorimetric Detection of Cholera Toxin. *Langmuir* **2006**, *22*, 6707-6711.

Semberova, J.; Lacerda, S.H.D.P.; Simakova, O.; Holada, K.; Gelderman, M.P.; Simak, J. Carbon Nanotubes Activate Blood Platelets by Inducing Extracellular $Ca^2{}_+$ Influx Sensitive to Calcium Entry Inhibitors. *Nano Lett.* **2009**, *9*, 3312-3317.

Shan, C.; Yang, H.; Han, D.; Zhang, Q.; Ivaska, A.; Niu, L. Water-Soluble Graphene Covalently Functionalized by Biocompatible Poly-L-Lysine. *Langmuir* **2009**, *25*, 1203012033.

Shan, C.S.; Yang, H.F.; Song, J.F.; Han, D.X.; Ivaska A.; Niu, L. Diret Electrochemistry of Glucose Oxidase and Biosensing for Glucose Based on Graphene. *Anal. Chem.* **2009**, *81*, 2378-2382.

Shang, Li.; Wang, Y.; Jiang, J.; Dong, S. Alterações conformacionais de proteínas dependentes do pH em Albumina: Bioconjugados de nanopartículas de ouro: Um estudo espetroscópico. *Langmuir* **2007**, *23*, 2714-2721.

Shao, Y.; Wang, J.; Wu, H.; Liu, J.; Aksay I.A.; Lin, Y. Sensores electroquímicos e biossensores baseados em grafeno: Uma revisão *Electroanalysis* **2010**, *22*, 1027-136.

Shattil, S.; Hoxie, J.; Cunningham, M.; Brass, L. Changes in platelet membrane glycoprotein IIb-IIIa complex during platelet activition. *J Biol Che.,* **1985**, *260,* 1110711114.

Shattil, S.J.; Haimovich, B.; Cunningham, M.; Lipfert, L.; Parsons, J.T.; Ginsberg, M.H.;
Brugge, J.S. Tyrosine phosphorylation of $pp^{125}$ FAK in platelets requires coordinated signaling through integrin and agonist receptors. *J Bio. Chem.* **1994**, 269, 14738-14745.

Shattil, S.J.; Kashiwagi, H.; Pampori, N. Integrin signaling: the platelet paradigm. *Blood* **1998**, *91*, 2645-2657.

Shattil, S.J.; Hoxie, J.A.; Cunningham, M.; Brass, L.F. Changes in the Platelet Membrane Glycoprotein IIb IIIa Complex During Platelet Activation. *J. Biol. Chem. **1985**, 260,* 11107-11114.

Shenton, W.; Davis, S.A.; Mann, S. Direted self-assembly of nanoparticles into macroscopic materials using antibody-antigen recognition. *Adv. Mater.* **1999**, *11*, 449452.

Sherry, S. Introdução, em Sherry S, Scriabine A (eds). Platelet and Thrombosis, *University Park press*, Baltimore, Maryland, EUA, **1974**; p xiii-xvi.

Shijiang, H.; Song, B.; Li, D.; Zhu, C.; Qi, W.; Wen, Y.; Wang, L. Song, S. Fang, H.; Fan, C.A Graphene nanoprobe for rapid, sensitive, and multicolor fluorescent DNA analysis. *Adv. Funct.*

*Mater.* **2010**, *20,* 453-459.

Shimizu, M.; Kobayashi, K.; Morii, H.; Mitsui, K.; Knoll, W.; Nagamunea, T. Secondary structure analyses of protein films on gold surfaces by circular dichroism. *Biochemical and Biophysical Research Communications* **2003**, 310, 606-611.

Shrivastava, S.; Bera, T.; Roy, A.; Singh, G.; Ramchandrarao, P.; Dash, D. Characterization of enhanced antibacterial effect of novel silver nanoparticles. *Nanotecnologia* **2007**, *18*, 225103-225111.

Shrivastava, S.; Bera, T.; Singh, S.K.; Singh, G.; Ramachandrarao, P.; Dash, D. Characterization of Novel Anti-Platelet Properties of Silver Nanoparticles [Caracterização de novas propriedades antiplaquetárias de nanopartículas de prata]. *ACS Nano* **2009**, *3*, 1357-1364.

Shvedova, A.A.; Fabisiak, J.P.; Kisin, E.R.; Murray,A.R.; Roberts, J.R.; Tyurina, Y.Y.; Antonini, J.M.; Feng, W.H.; Kommineni, C.; Reynolds, J.; Barchowsky, A.; Castranova, V.; Kagan, V.E. Sequential Exposure to Carbon Nanotubes and Bacteria Enhances Pulmonary Inflammation and Infectivity. *Am. J. Respir. Cell Mol. Biol.* **2008**, *38*, 579590.

Siess, W. Mecanismos moleculares de ativação plaquetária. *Physiol. Rew.*, **1989**, 69, 58-178.

Silbajoris, R.; Huang, J.M.; Cheng, W.Y.; Dailey, L.; Tal, T.L.; Jaspers, I.; Ghio, A.J.; Bromberg, P.A.; Samet, J.M. Nanodiamond particles induce IL-8 expression through a transcript stabilization mechanism in human airway epithelial cell *Nanotoxicology* **2009**, *3*,152-160.

Singh, A.V.; Bandgar, B.M.; Kasture, M.; Prasad, B.L.V.; Sastry M. Synthesis of gold, silver and their alloy nanoparticles using bovine serum albumin as foaming and stabilizing agent. *J. Mater. Chem.* **2005**, *15*, 5115-5121.

Singh, M.K.; Gracio, J.; LeDuc, P.; Gonçalves, P.; Marques, P.; Gonçalves, G.; Marques, F.; Silva, V.; Silva, F.C.E.; Potes, J.; Sousa, A. Integrated Biomimetic Carbon Nanotube Composites for *In Vivo* Systems. *Nanoscale* **2010**, *2*, 2855-2863.

Singh, M.K.; Shokuhfar, T.; Gracio, J.; Sousa, A.C.M.; Fereira, J.M.; Garmestani H.; Ahzi S. Carbon Nanotube-Reinforced PMMA Modified HA: A Novel Nanocomposite Material for Biomedical Applications. *Adv. Funct. Mater.* **2008**, *18*, 694-700.

Singh, M.K.; Titus, E.; Gonçalve, G.; Marques, P.A.A.P.; Bdikin, I.; Kholkin, A.L.; Gracio, J.J.A. Atomic-Scale Observation of Rotational Misorientation in Suspended Few Layer Graphene Sheets. *Nanoscale* **2010**, *2, 700-708.*

Smith, V.P.; Selkirk, M.E.; Gounaris, K. *Brugia malayi*: resistência dos lípidos cuticulares a danos induzidos por oxidantes e deteção de α-tocoferol na fração lipídica neutra. *Exp Parasitol.* **1998**, *88*, 103-110.

Soslau, G.; McKenzie, R.J.; Brodsky, I.; Devlin, T.M. Extracellular ATP Inhibits Agonist-induced Mobilization of Internal Calcium in Human Platelets. *Biochim Biophys Ata.* **1995**, *1268*, 73-80.

Stenberg, P.E.; Hill, R.J. Platelets and megakaryocytes. in Lee GR, Foerster J, Lukens J, Paraskevas F, Greer JP, Rodgers GM. (eds) Wintrobe's Clinical Hematology, *Williams and Wilkins*, Baltirnore, Maryland, EUA, 1999; p 615-660.

Stensberg, M.C.; Wei, Q.; McLamore, E.; Porterfield, D.M.; Wei, A.; Sepúlveda, Stoimenov, P.K.; L.Klinger, R.; Marchin, G.L.; Klabunde, K.J. Metal oxide nanoparticles as bactericidal agents. *Langmuir* **2002**, *18*, 6679-6686.

Sun, X.; Liu, Z.; Welsher, K.; Robinson, J.T.; Goodwin, A.; Zaric, S.; Dai H. NanoGraphene Oxide for Cellular Imaging and Drug Delivery [Óxido de NanoGrafeno para Imagiologia Celular e Administração de Medicamentos]. *Nano Res.* **2008,** *1*, 203-212. Sun, X.; Luo, D.; Liu, J.; Evans, D.G. Grafeno monodisperso quimicamente modificado obtido por separação de taxa ultracentrífuga de gradiente de densidade. *ACS Nano* **2010**,*4*, 3381-3389.

Susa, M.; Teti, A. Inibidores da tirosina quinase Src: potencial aplicação terapêutica. *Drugs News Perspect.* **2000**, 13,169-175.

Talavera, Y.A.; Hernandez, I.M.; Portilla, C.V. Ativação plaquetária: Aspectos básicos, seu papel na doença cerebrovascular e suas projeções terapêuticas. *Revista Ecuatoriana De Neurologia* **2007**, *16*, 127-132.

Tang, L.H.; Wang, Y.; Li, Y.M.; Feng, H.B.; Lu, J.; Li, J.H. Preparação, estrutura e propriedades electroquímicas do elétrodo modificado com grafeno. *Adv. Funct. Mater.* **2009**, *19*, 2782-2789.

Tang, X.W.; Bansaruntip, S.; Nakayama, N.; Yenilmez, E.; Chang, Y.L.; Wang, Q. Sensor de ADN de nanotubos de carbono e mecanismo de deteção. *Nano Lett.* **2006**, *6*, 1632-1636. Taylor, P.M.; Heptinstall, S. The ability of human blood platelets to bind extracellular calcium and to be aggregated by adenosine diphosphate are related. *Br. J. Haematol,* **1980**, 46, 115-122.

Thomas, S.M.; Brugge, J.S. Cellular functions regulated by Src family kinases. *Ann. Rev. Cell Dev. Biol.* **1997**, 13, 513-609.

Tian, B.; Wang, C.; Zhang, S.; Feng L.; Liu Z. Terapia Fotodinâmica Fototermicamente Aprimorada Fornecida por Óxido de Nano-Grafeno. *ACS'Nano* **2011**, *5, 7000-7009.*

Tkachenko, A.G.; Xie, H.; Coleman, D.; Glomm, W.; Ryan, J.; Anderson, M.F.; Franzen, S.; Feldheim, D.L. Multifunctional Gold Nanoparticle-Peptide Complexes for Nuclear Targeting. *J Am Chem Soc.* **2003**, *125*, 4700-4701.

Tocantins, L. M. The mammalian blood platelet in health and disease (A plaqueta sanguínea dos mamíferos na saúde e na doença). *Medicina* **1938**, *17,* 155-260.

Tung, V.C.; Allen, M.J.; Yang, Y.; Kaner, R.B. High-throughput solution processing of large-scale graphene. *Nat. Nanotecnologia* **2009**, *4,* 25-29.

Tuy, F.P.D.; Henry, J.; Rosefeld, C.; Kahn, A. High tyrosine kinase activity in normal nonproliferating cells. *Nature* **1983**, 305, 435-438.

Van Bockstaele, F.; Janssens, A.; Piette, A.; Callewaert, F.; Valerie, P.; Offner, F.; Verhasselt, B.; Philippe, J. Teste estatístico de Kolmogorov-Smirnov para análise da expressão de ZAP-70 em LLA-B, em comparação com PCR quantitativo e estado de mutação IgVH. *Cytometry B Clin. Cytom.* **2006**, *70B*, 302-308.

Vaseashta, A.; Dimova-Malinovska, D. Dispositivos, sensores e detectores nanoestruturados e à nanoescala. *Tecnologia Científica. Adv. Mater*. **2005**, *6*, 312-318.

Vorauer-Uhl, K.; Wagner, A.; Borth, N.; Katinger, H. Determinação da distribuição do tamanho dos lipossomas por citometria de fluxo. *Cytometry* **2000**, *39*, 166-171.

Vostal, J.G.; Jackson, W.L.; Shulman, N.R. Cytosolic and store calcium antagonistically control tyrosine phosphorylation of specific platelet proteins. *J.Biol.Chem.* **1991**, 266, 16911-16916.

Wang, K.; Ruan, J.; Song, H.; Zhang, J.; Wo, Y.; Guo, S.; Cui, D. Biocompatibilidade do óxido de grafeno. *Nanoscale Res. Lett.* **2011**, *6*, 8-15.

Wang, S.; Kailian, P.A.; Ziqian, W.; Tang, A.L.L.; Thong, J.T.L.; Loh, K.P. Eletrónica de grafeno de alta mobilidade, imprimível e processada em solução. *Nano Lett.* **2010**, *10*, 92-98.

Wang, Y.; Li, Y.M.; Tang, L.H.; Lu, J.; Li, J.H. Application of Graphene-Modified Electrode for Selective Detection of Dopamine. *Electrochem. Commun.* **2009**, *11*, 889892.

Wang, Z.J.; Zhou, X.Z.; Zhang, J.; Boey, F.; Zhang, H. Redução eletroquímica direta de óxido de grafeno de camada única e subsequente funcionalização com glucose oxidase. *J. Phys. Chem. C* **2009**, *113,* 14071-14075.

Warheit, D.B.; Laurence, B.R.; Reed, K.L.; Roach, D.H.; Reynolds, G.A.; Webb, T.R. Comparative Pulmonary Toxicity Assessment of Single-wall Carbon Nanotubes in Rats. *Toxicol. Sci.* **2004**, *77*, 117-125.

Warmuth, M.; Damoiseaux, R.; Liu, Y.; Fabbro, D.; Gray, N. Src family kinases: potential targets for the treatment of human cancer and leukemia. *Curr. Pharm. Des.* **2003**, 9, 2043-2059.

Wencel-Drake, J.D. Plasma membrane GPIIb/IIIa, evidence for a cycling recetor pool. *Amer. J. Patho.* **1990**, 136, 61-70.

Weston, C.; Rao, U.Antiplatelet Drugs in Cardiovascular Diseases. *Int. J. Clin. Pract.* **2003**, *57*, 898-905.

White, JG. Anatomy and structural organization of the platelet, in Colman et al (eds) Hemostasis and thrombosis, *J. B. Lippincott Company*, Philadelphia, Pennsylvania, USA, **1994**; p 397-413.

Branco, JG. The morphology of platelet fùnction, em Harker e Zimmerman (eds) Measurements of platelet function, *Churchil Livingstone*, Edinburgh, UK, **1983**; p 1-25. White, J.G.; Escolar, G. EDTA-induced Changes in Platelet Structure and Function: Adhesion and Spreading. *Platelets* **2000**, ***11***, 56-61.

Wilson, N.R.; Pandey, P.A.; Beanland, R.; Young, R.J.; Kinloch, I.A.; Gong, L.; Liu, Z.; Suenaga K.; Rourke, J.P.; York S.J.; Sloan J. Graphene oxide: structural analysis and application as a highly transparent support for electron microscopy. *ACS Nano* **2009**, *3*, 2547-2556.

Wong S.; Reynolds A.B.; Papkoff J. Platelet activation leads to increase *C-Src* kinase activity and association of *C-Src* with an 85-kDa tyrosine phosphoprotein. *Oncogene* **1992**, 7, 2407-2415.

Xu, M.H.; Wang, L.H.V. Photoacoustic Imaging in Biomedicine. *Rev Sci Instrum* **2006**, *77*, 041101-041122.

Yang, K.; Wan, J.; Zhang, S.; Tian, B.; Zhang Y.; Liu Z. A influência da química da superfície e do tamanho do óxido de grafeno em nanoescala na terapia fototérmica do cancro utilizando potência laser ultrabaixa. *Biomaterials* **2012**, *33,* 2206-2214.

Yang, K.; Wan, J.; Zhang, S.; Zhang, Y. Lee, S.-T.; Liu, Z. Farmacocinética *in vivo*, biodistribuição a longo prazo e toxicologia do grafeno PEGilado em ratos. *ACS Nano* **2011**, *5,* 516-522.

Yang, K.; Zhang, S.; Zhang, G.; Sun, X.; Lee, S.T.; Liu, Z. Graphene in Mice: Ultrahigh *In Vivo* Tumor Uptake and Efficient Photothermal Therapy. *Nano lett.* **2010**, *10*, 33183323.

Yang, T.; Li, Z.; Wang, L.; Guo, C.; Sun,Y. Síntese, caraterização e auto-montagem de nanopartículas de ouro estabilizadas por monocamada de lisozima proteica. *Langmuir* **2007**, *23*, 10533-10538.

Yang, X.; Zhang, X.; Liu, Z.; Ma, Y.; Huang, Y.; Chen, Y. Carregamento de alta eficiência e libertação controlada de cloridrato de doxorrubicina em óxido de grafeno. *J. Phys. Chem. C* **2008**, *112*, 17554-17558.

Yu, S.J.; Kang, M.W.; Chang, H.C.; Chen, K.M.; Yu, Y.C. Nanodiamantes fluorescentes brilhantes: Sem fotodegradação e baixa citotoxicidade. *J. Am. Chem. Soc.* **2005**, *127*, 17604-17605.

Yu, X.; Cai, H.; Zhang, W.; Li, X.; Pan, N.; Luo, Y.; Wang, X. Hou, J.G. Tuning Chemical Enhancement of SERS by Controlling the Chemical Reduction of Graphene Oxide Nanosheets. *ACS nano* **2011**, *3*, 952-958.

Yuan, Y.; Chen, Y.; Liu, J.H.; Wang, H.; Liu, Y. Biodistribuição e destino dos nanodiamantes *in vivo. Diamond Relat. Mater.* **2009**, *18*, 95-100.

Yuan, Y.; Wang, X.; Jia, G.; Liu, J.H.; Wang, T.; Gu, Y.; Yang, S.T.; Zhen, S.; Wang, H.; Liu, Y. Toxicidade pulmonar e translocação de nanodiamantes em ratinhos *Diamond Relat. Mater.* **2010**, *19*, 291-299.

Zavaleta, C.; Adl, Z.; Liu, Z.; Keren, S.; Cheng, Z.; Schipper, M.; Chen, X.; Dai, H.; Gambhir, S.S. Noninvasive Raman Spectroscopy in Living Mice for Evaluation of Tumor Targeting with Carbon Nanotubes. *Nano Lett.* **2008**, *8*, 2800-2805.

Zerda, A.; Zavaleta, C.; Keren, S.; Vaithilingam, S.; Bodapati, S.; Liu, Z.; Levi, J.; Ma, T.J.; Oralkan, O.; Cheng, Z.; Chen, X.; Dai, H.; Khuri-Yakub, B.T.; Gambhir, S.S. Photoacoustic Molecular Imaging in Living Mice Utilizing Targeted Carbon Nanotubes. *Nat. Nanotech.* **2008**, *3*, 557-562.

Zhang, L.; Xia, J.; Zhao, Q.; Liu, L.; Zhang, Z. Functional Graphene Oxide as a Nanocarrier for Controlled Loading and Targeted Delivery of Mixed Anticancer Drugs. *Small* **2009**, *6*, 537-544.

Zhang, W.; Guo, Z.; Huang, D.; Liu, Z.; Guo, X.; Zhong, H. Efeito sinérgico da terapia quimio-fototérmica utilizando óxido de grafeno PEGilado. *Biomaterials* **2011**, *32*, 8555-8561.

Zhang, X.; Yin, J.; Kang, C.; Li, J.; Zhu, Y.; Li, W.; Huang, Q.; Zhu, Z. Biodistribuição e toxicidade de nanodiamantes em ratos após instilação intratraqueal. *Toxicol. Lett.* **2010**, *198*, 237-243.

Zhang, X.; Yin, J.; Peng, C.; Hu, W.; Zhu, Z.; Li, W.; Fan, C.; Huan Q. Estudos de Distribuição e Biocompatibilidade de Óxido de Grafeno em Ratos após Administração Intravenosa. *Carbono* **2011**, *49*, 986-995.

Zhang, Y.; Ali, S.F.; Dervishi, E.; Xu, Y.; Li, Z.; Casciano, D.; Biris, A.S. Efeitos citotóxicos do grafeno e dos nanotubos de carbono de parede simples em células PC12 derivadas de feocromocitoma neural. *ACS Nano* **2010**, *4*, 3181-3186.

Zhou, M.; Zhai, Y.M.; Dong, S.J. Plataforma de deteção eletroquímica e biossensor baseada em óxido de grafeno reduzido quimicamente. *Anal. Chem.* **2009**, *81*, 5603-5613.

Zhou, Y.; Yang, H.; Chen, H.Y. Eletroquímica direta e biossensor sem reagentes da glucose oxidase imobilizada em nanotubos de carbono de parede simples envolvidos em quitosana. *Talanta* **2008**, *76,* 419-423. Zucker-Franklin, D. Platelet structure and function, em Kuter DJ, Hunt P, Sheridan W, Zucker-Franklin D. (eds) Thrombopoiesis and thrombopoetins, *Humana press*, Yotawa, NJ, USA, **1997**; p 41-62.

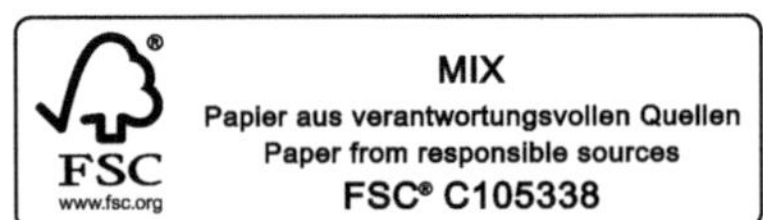


Printed by Books on Demand GmbH, Norderstedt / Germany